염중 정복

염증 정복

송정숙 지음

막힌 곳을 뚫어주고 혈액을
보충하면 염증이 사라진다

BOOK
AGIT

들어가며

120세 장수 시대에 무병장수하는 요건 중 중요한 키워드가 바로 염증이다. 염증은 질병을 유발하는 주원인으로 지목된다. 염증을 잡을 수만 있다면 무병장수가 가능할 것이다. 그렇다면 염증이란 과연 무엇일까? 흔히 좋은 염증이라고 불리는 급성 대량염증과, 나쁜 염증이라고 불리는 만성 미세염증으로 나눌 수 있다. 급성염증은 우리 몸을 지키기 위한 이로운 반응이라면, 만성 염증은 꾸준히 일어나면서 우리 몸을 병들게 하고 망가뜨리는 반응이다.

그런데 더 엄밀하게 염증에 관해서 설명한다면, 염증이란 염증성 사이토카인(cytokine)을 말하는 것이다. 염증반응은 염증성 사이토카인에 의해서 유발된다. 사이토카인은 염증을 매개하는 물질인데, 이 사이토카인이 꾸준하게 우리 몸 조직을 자극하면 만성 염증이 생기게 되고, 결국 그 조직에 심각한 문제를 일으키게 된다. 나는 이 책에서 염증성 사이토카인에 대해서 잘 설명해 보려고 한다. 그런데 사이토카인이라는 단어가 약간 생소하기도 하고 어렵게 느껴지기도 할 것이다. 하지만 알고 보면 그렇게 어려운 것이 아니고, 읽다 보면 여러분의 무릎을 치게 될 것이다.

이 세상 사람의 반은 심장마비로 생을 마감한다. 나이를 먹으면 혈액이 끈적끈적해져서 심장마비가 생기기 쉽다. 세포는 끊임없이 교체되고, 낡은 세포는 여러 가지 방식으로 제거되는데, 대식세포는 낡은 세포, 세포 노폐물을 제거하는 면역세포이다. 그런데, 나이가 들수록 오래된 세포를 청소하는 기능이 떨어지기 마련이다. 젊고 건강한 대식세포는 오래된 세포와 세포 노폐물을 단번에 해치워 버리기 때문에 염증성 사이토카인을 질질 흘릴 이유가 없다. 하지만 나이를 먹으면 혈액이 점점 걸쭉해지는데, 온몸에 존재하는 대식세포의 활성이 떨어져서 세포 노폐물 청소를 못 하기 때문이다.

염증성 사이토카인은 간으로 가서 염증 수치 CRP를 높이고, 혈액 응고 인자인 피브리노겐을 분비한다. 적혈구 침강속도 ESR은 혈액의 점도를 측정하는 수치인데, 혈액이 끈적해지면 적혈구 침강속도가 빨라질 것이다. 혈액이 끈적해지고, 심장마비가 생기는 가장 근원적인 원인으로 면역력 저하를 꼽을 수 있다. 대식세포 M1의 탐식 능력이 좋아야 만성 염증이 덜 생긴다. 요즈음 사망의 원인 1위가 암인데, 나이 들어서 암이 생기는 이유도 대식세포의 탐식 능력이 떨어져서 염증성 사이토카인을 질질 흘리기 때문이다. 면역력이 떨어지면 비 면역세포가 사이토카인에 의해 변성되어서 잘못하면 암세포가 될 수도 있다. 대식세포에서 분비된 사이토카인이 혈액을 끈적하게 만들어 심장마비를 일으키고 암도 일으킨다. 세포 중 약한 곳이 변성되면 악성 신생물이 되는 것이다. 이같이 질병은 면역력이 약해서 찾아온다. 하지만 질 좋은 면역다당체는 대식세포의 탐식 능력을 올려서 혈관질환 예방에도 도움이 될 것이다.

우리 몸에 산소가 공급되지 않으면 곧바로 염증이 생긴다. 그러므로 혈액을 통해서 산소를 잘 공급하는 것이 염증을 억제하는 최고의 방법이다. 혈액이 잘 공급되려면 막힌 혈관을 뚫어주어야 하고, 또 질 좋은 헴철로 혈액을 보충해 줄 필요가 있다. 나이가 들수록 혈 부족증이 많고 모세혈관이 막히는 경향이 있다. 이 책의 후반부에서는 막힌 곳을 잘 뚫어주는 영양소와 순도 높은 헴철이 왜 필요한지 잘 설명하고 있다. 필자가 제시한 대로 따라 하기만 해도 여러분의 건강이 무척 좋아질 것이다.

이 책을 읽으면서 염증성 사이토카인이 우리 몸을 어떻게 망가뜨리는지 알게 될 것이고, 동시에 염증성 사이토카인을 극복하는 방법에 대해서도 짐작하게 될 것이다. 염증 정복에 한 걸음 다가선다고나 할까? 만약 염증성 사이토카인을 억제하거나 줄일 수 있다면 만성 염증으로 이어지지 않고 훨씬 더 건강한 사람이 될 것이다. 염증이란 단어가 들어간 책들도 많건만, 나는 염증의 근본 원인을 속 시원하게 설명하고 그것을 극복하는 영양소에 대해서도 알려드리기를 원한다. 송 약사의 책을 꼼꼼하게 읽어보시고 여러분의 건강 증진에 많은 도움이 되시길 바란다.

학술적인 조언을 해 주신 팜스 임상영양약학회 회장이신 김홍진 박사님과 교정을 도와주신 목포 천지약국 임미란 약사님께 감사드립니다.

▶▶▶ **차례**

들어가며 • 4

1장 면역력을 올려야 염증을 잡는다

01 염증이 생기는 이유 • 12
02 행복해지려면 뇌의 염증을 줄여라 • 25
03 면역력을 올려야 염증이 줄어든다 • 32
04 우리가 알지 못했던 면역력 저하의 질병들 • 48
05 염증이 생기면 열이 나는 이유 • 52
06 염증이 생길 때 어떤 연고, 밴드, 폼을 붙일까? • 58
07 나이 들면 바로 이곳이 차이가 난다 • 62
08 염증의 원천 장내 부패균 • 65
09 염증이 당뇨병, 고혈압을 유발하는 이유 • 69
10 심혈관 질환 예방과 면역력 • 74
11 염증은 근육 감소를 유발한다 • 79

2장 혈관질환의 주범은 염증이다

01 심혈관 질환을 유발하는 두 가지 가설 • 84
02 LDL 타입에는 두 가지가 있다 • 91

03 중성지방 130이 넘어가면 위험한 이유 · 95
04 콜레스테롤이 많이 함유된 음식은 과연 무엇? · 99
05 갑상선과 커피, 고지혈증의 관계 · 106
06 중성지방 수치보다 TG/HDL 비율이 더 중요하다 · 110
07 세 가지 타입의 모세혈관 · 114
08 모세혈관에서 영양소와 산소는 어떻게 전달될까? · 121
09 허혈이 되면 일어나는 뇌졸중과 심근경색 · 124
10 노화와 모세혈관 길이는 반비례한다 · 131

3장 막힌 혈관을 뚫어야 염증이 줄어든다

01 어혈을 풀어주고 혈전을 제거하는 데 도움 되는 영양소 · 138
02 한방에서 말하는 어혈의 진정한 의미 · 143
03 낙상 사고에 좋은 영양소 요법 · 148
04 하지정맥류에 도움을 주는 영양소 요법 · 152
05 레이노 증후군에 도움이 되는 영양소 요법 · 158

4장 혈액을 보급해야 염증이 줄어든다

01 우울증의 근본 원인은 염증 · 164
02 만성 염증이 있으면 철분의 흡수가 제한되는 이유 · 172
03 만성 염증 질환이 있는 사람들이 빈혈이 되기 쉬운 이유 · 177
04 헴철과 무기철은 무엇이 다른가? · 183

05 철결핍성 빈혈(IDA)과 만성 염증성 빈혈(ACD) · 189
06 헴철과 페리틴(저장철)의 차이점 · 197
07 미성숙 적혈구가 많아지면 어떻게 될까? · 201
08 오메가3와 감마리놀렌산(GLA)을 혈액순환에 쓰는 이유 · 205
09 저산소증 상태에서 EPO 수치가 치솟는 이유 · 208
10 혈액과 미네랄은 생명을 이루는 기초 · 215
11 오랜 기침에 도움이 되는 영양소 요법 · 220

5장 저산소증을 해결하면 염증이 줄어든다

01 저산소증이 되면 일어나는 현상 · 228
02 치매가 생기는 원리와 영양소 요법 · 234
03 혈부족증이 치매의 주요 원인이다? · 242
04 철분이 부족해지면 면역력도 약해진다 · 248
05 파킨슨, 하지불안증후군에 철분이 필요한 이유 · 254
06 혈액이 충분하면 위장 기능이 좋아진다 · 259
07 혈액이 부족하면 비염도 심해지는 이유 · 263
08 골치 아픈 치주염을 다스리는 방법 · 266
09 만성염증이 류머티스를 유발하는 이유 · 273
10 류머티스 환자가 심혈관질환으로 사망하게 되는 이유 · 278
11 염증이 있을 때 챙겨 먹으면 좋은 혈 보충제의 요건 · 282
12 독소를 잘 배출해야 염증이 안 생긴다 · 290

1장

면역력을 올려야 염증을 잡는다

01
염증이 생기는 이유

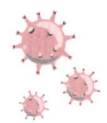

생로병사를 벗어나는 사람은 아무도 없다. 불과 100~200년 전에는 출산 과정이나 어린 시절, 혹은 30~40대에 전염병 등으로 사망하는 사람이 흔했다. 다행이도 근대화되면서 예방 백신이 개발되고, 마취나 수술법, 최첨단 의약품이 개발되면서 인간의 수명이 과거의 두 새 배에 이르고 있다.

하지만 이렇게 오래 살아도 아프지 않고 살고 싶다는 분들이 많다. 사람은 왜 아픈 걸까? 아픈 까닭은 염증이 생겨서 그렇다고 할 수 있다. 갑자기 넘어지거나, 사고를 당하면 염증과 통증이 생긴다. 약국을 찾는 많은 사람들이 아파서 방문한다. 아예 약사에게 증상을 설명하지 않고, 00 진통제를 달라고 지명하는 사람도 아주 많다. 어깨나 허리가 아프고 결리거나 무릎이 아프다고 소염진통제나 파스를 찾기도 한다. 내가 약국을 운영하는 부산에는 고령층이 대부분인데, 약국 주변에 있는 재래시장에 장을 보러 오셨다가 약국에 들러 파스를 한 묶음 사가서 온몸을 도배하다시피 붙이는 분들도 많다. 날만 궂으면 여기저기 아픈 분들이 늘어난다. 그리고 가장 많이 판매되는 약품 중 잇몸이 붓거나 아파서 복용하는 약도 꼽을 수 있다. 과로나 스트레스는 잇몸의 염증으로 바로 연결된다.

기계도 오래 쓰다 보면 낡아지는데, 사람 몸도 낡고 노화될 수밖에 없다. 하지만 기계를 이루는 부품이 단단한 재질로 만들어지고, 수시로 기름칠하고 잘 관리하면 훨씬 더 오래 사용할 수 있는 것도 사실이다. 각자에게 주어진 소중한 몸인데, 어떻게 하면 더 건강하고 활기차게 살 수 있느냐가 관건이다. 다양한 매체 덕분에 TV 시청률이 점점 낮아지고 있지만, 그래도 고령층은 아직 TV를 많이 시청하는 편이다. 특히 건강 관련 프로그램의 시청률이 아주 높은 편이다. 유명 의사나 약사, 한의사가 건강에 좋다고 언급한 어떤 식품이나 제품이 방송에 나오면 그것을 사려고 문의하는 사람들이 늘어난다. 그래서 집에 여러 가지 건강기능식품이나 영양제를 쌓아놓고도 또 구매하므로 다 챙겨 먹지 못하는 분들도 많은 것 같다. 하지만 건강해지려는 열망이 너무 강하므로 방송에서 말하는 그 제품을 먹으면 좋아질 것 같으니까 또 구매한다. 영양제뿐이겠는가? 한사람이 다양한 질병으로 처방받은 전문 의약품도 무척 많은 게 사실이다. 그래서 여러 가지 약을 챙겨 먹는 게 하루의 일과가 되었다.

아프면 우울하다. 아프면 짜증이 나고 살기가 싫어진다. 한때는 나도 아픈데 없이 잘 나가던 사람이었는데, 피부는 주름이 늘어 가고 여기저기 아픈 데가 많아진다고 한숨을 짓는다. 어떻게 하면 덜 아프고 사는 동안 고통에 시달리지 않을까? 또 치매에 걸리지 않고 멀쩡한 정신으로 노후를 보내고 싶은 것도 모든 사람의 소망일 것이다. 그러려면 늙고 병들고 아프게 하는 염증을 잘 다스려야 한다. 염증 때문에 아프고, 병드는 것이다. 그럼, 염증의 실체는 과연 무엇일까? 염증에 대해서 한마디로 요약한다면 '염증은 면역력 저하 때문에 생기는 것이다'라고 말하고 싶다. 면역력이 강하면 염증을 일으키는 원인을 극복할 수 있다. 질병은 면역력이 약해서 외부에서 침입한 세균, 바이러스, 이물질을 진압하지 못하고 염증반응을 계속 이어가다가 만성 염증으로 이어진 결과로 생기는 것이다. 즉 만성 염증이 우리 몸을 병들고 늙게 만드는 것이다.

염증(炎症)이란 단어에서 염(炎)에 불화(火)가 두 개가 겹쳐 있다. 즉 염증반응이 일어나면 열이 나고 붓고 아프다. 염증은 염증반응이 일어나는 것을 말하는데, 염증반응이란 외부에서 유입되거나 침범한 어떤 이물질과 내 몸을 지키는 면역세포와의 싸움 결과로 일어나는 반응을 말하는 것이다. 싸움하면 열이 나기 마련이다. 사람끼리 다투어도 열이 나고, 국가 간 전쟁에서도 열이 난다. 그런데 내 몸속에서 바이러스와 싸워도 역시 열이 난다. 하지만 열이 난다고 해서 무조건 나쁜 것은 아니다. 열이 난다는 것은 침범한 바이러스를 물리치려고 나의 면역세포가 사력을 다해서 싸우고 있다는 증거라고 할 수 있다.

염증반응이 일어나는 원인을 크게 다섯 가지로 생각할 수 있다.

1. 대식세포의 탐식 능력 부족

우리 몸을 지키는 면역세포에는 단구, 호중구, 수지상 세포, 대식세포, T세포, NK세포 등 여러 가지가 있다. 이중 대표적으로 이물질을 잡아먹는 면역세포가 대식(大食)세포이다. 많이 잡아먹는다고 하여서 이러한 이름이 붙여진 듯하다. 만약 대식세포가 염증을 유발하는 이물질을 그때그때 잡아먹어서 해치운다면 건강에 큰 문제가 없다. 하지만 내 몸에서 염증반응이 빨리 종결되지 않고 오래 끈다면 문제가 된다. 그러면 만성 염증 상태가 되는데, 면역세포의 탐식 능력을 높여야 전체적인 염증을 줄일 수 있다.

2. 세균

내 몸에 달라붙어 있는 미생물(장, 구강, 피부 등)의 상태가 유익균보다 부패균이 많다면 대식세포를 계속 자극하게 된다. 만성 치주염도 꾸준히 염증을 일으키는 원인 중 하나이다. 그중 부패균이 득실대는 장은 염증반응의 온실이라고 할 수 있다.

3. 이물질

이물질은 폐 속에 있는 대식세포를 계속 자극하여 만성 염증 반응이 일어나게 한다. 먼지가 많은 곳에서 일하다 생기는 규폐증, 진폐증도 마찬가지이다. 그리고 화학적 이물질[1](제노바이오틱스 xenobiotics)을 간에서 담즙으로 배출시키는 것도 중요하다. 담즙 분비로 이물질을 녹여서 대변을 통해서 배출시키는데, 변비가 있다면 독소가 몸 밖으로 빠져나가지 못하여 염증의 원인이 되므로 독소를 배출하는 장 기능이나, 담즙을 배출하는 쓸개의 역할도

---

1 제노바이오틱스 (xenobiotics): 신체에 유입되어 생물학적인 효과를 가질 수 있는 인공적으로 합성된 유기 화합물

매우 중요하다.

4. 저산소증

우리 몸에 산소가 도달하지 않으면 그 조직은 곧바로 염증이 생기게 되고, 제 기능을 하지 못한다. 조직 손상이나 대량 염증반응은 결국 저산소증(hypoxia)에 의해서 생긴다. 저산소증은 심장마비나 뇌졸중을 유발할 수 있고, 전신 세포에 염증반응을 유발한다. 그러므로 염증을 억제하려면 막힌 혈관을 잘 소통하게 하고, 산소를 나르는 혈액을 충분히 공급할 필요가 있다.

5. 스트레스

스트레스는 염증반응이 증가하는 중대한 요소 중 하나이다. 같은 신체 조건에서도 스트레스를 많이 받는 사람이 염증이 생겨서 질병으로 이어질 확률이 높다.

염증반응이 일어나면 유발되는 중대 문제 4가지
1. 혈액이 탁해지고 뇌졸중, 심장마비에 걸릴 확률이 높아진다.
2. 세포막이 손상된다.
3. 세포 간 신호전달 체계에 교란이 발생하여 세포 자멸사가 일어난다.

4. 세포를 감싸고 있는 세포외 기질(ECM)이 파괴된다. 세포와 세포 사이를 채우는 세포외 기질은 콜라겐, 히알루론산, 엘라스틴 등으로 구성된다.

염증반응을 일으키는 주요 요인 두 가지는 미생물과 세포 손상이다. 만약 도둑이나 강도가 민간인들을 해친다면 즉시 경찰이 출동해서 범인을 파악하고 진압하는 등 법적인 조치를 해야 하듯이, 면역세포가 몸에 침입한 외부의 침입자를 빨리 파악해서 미생물이나 손상된 세포를 처리해야 한다. 그렇지 않으면 옆에 있는 정상 세포도 손상되므로 신체 전체가 타격을 입을 것이다. 사람마다 고유의 DNA가 있어서 침이나 혈액으로 구별이 가능한 것처럼, 면역세포가 이물질을 기억하는 패턴이 있는데, 세균의 패턴인 팸프(PAMP)가 있고 조직 노폐물에서 유출된 댐프(DAMP)가 있다.

세균이나 바이러스의 껍데기 부분이 주로 항원성을 가진다. 즉 면역세포는 침입자의 껍데기 부분의 특정한 부분을 인식한다는 말이다. 그중 가장 중요한 패턴이 LPS[2]이다. 장내 부패균인 그람

---

[2] LPS: 리포폴리사카라이드

음성균의 세포벽에는 LPS라는 패턴이 있는데, 대식세포가 이 패턴을 인식하는 것이다. 한편, 면역세포인 대식세포가 세균의 패턴을 인식할 수 있는 센서가 있어야 한다. 그 센서를 수용체라고 한다. 대식세포가 LPS를 감지하는 수용체는 TLR4[3]이다. 대식세포는 TLR4라는 레이더망을 통해서 적군이 침입하는 것을 주시하고 있는데, 세균이 침입하면 TLR4에서 LPS 패턴을 감지하게 되므로 빨리 적군을 처리해 버리는 것이다. 대식세포가 다른 면역세포에 경고의 신호를 보내는데, 이것을 염증 매개물 즉 사이토카인(cytokein)이라고 한다. 만약 대식세포의 면역력이 강하다면 외부에서 침입하는 적군을 즉시 처리해 버릴 것이고, 우리 몸은 안전할 것이다. 하지만 반대로 적군을 지키는 군사인 대식세포가 비실거린다면 적군을 파악하는 능력도 떨어지고, 적군을 사멸시키는 능력도 부족하므로 적군과 오랫동안 전쟁을 벌이다가, 온몸이 병들게 될 것이다.

체내에서 일어나는 면역반응을 좀 더 세밀하게 설명한다면, 체내로 침입한 미생물, 손상된 세포가 있으면 호중구가 가장 먼저

---

3 TLR4: 톨유사수용체4, Toll-like receptor는 TLR4유전자에 의해 발현되는 단백질로, 유형인식수용체의 일종이다. LPS를 인식하여 활성화된다.

출동한다. 세균에 감염되면 호중구 숫자가 확 늘어나게 되는데, 자가분해(autolysis)가 일어나서 호중구 세포 자체도 손상될 수 있다. 이때 만약 증식한 호중구 쓰레기를 없애지 못하면 활성산소가 발생해서 조직이 손상될 수 있다. 이러한 호중구를 먹어 치우는 역할을 대식세포가 하게 된다. 즉 호중구는 가장 먼저 달려가서 침입자를 무찌르지만, 전쟁터에서 많은 적군과 아군의 시체를 처리하지 못하면 난장판이 되는데, 대식세포가 출동하여서 이런 전쟁의 잔해를 말끔히 치워준다는 말이다.

자멸사[4]한 세포를 먹어 치우는 것을 탐식작용[5]라고 하고, 자가포식작용[6]이란 세포에 불필요한 세포 구성성분을 스스로 가수분해하여 영양분을 재활용하는 것을 말한다. 대식세포는 미생물, 손상된 세포를 탐식한 호중구를 처리하기 위한 면역세포이다.

대식세포가 세균으로 인해서 손상된 세포를 먹어 치운 호중구를 정상적으로 처리한다면 염증반응이 종결되는 것이다. 이같이 급성 염증반응 종결의 열쇠(key)를 쥐고 있는 면역세포가 대식세포라고 할 수 있다.

---

[4] 자멸사: 네크로시스, necrosis
[5] 탐식작용: 파고사이토시스, phagocytosis
[6] 자가포식작용: 오토라이시스, autolysis

만약 대식세포가 염증반응을 종결시키지 못하면 후천 면역세포에 구원을 요청하게 된다. 그러기 위해서는 항원을 제시해야 하는데, 침입한 적군의 특징을 제시하는 것이다. 항원 제시 기능이 있는 면역세포 두 가지는 수지상 세포와 대식세포이다. 항원을 미분화된 헬퍼 T세포인 Th0에 제시하면 실질적으로 적군을 처리하는 면역세포인 Th1과 Th2에 적군을 넘기게 된다.

즉 형사들에게 범인의 정보를 넘기더라도 경찰 1과에서 처리할지, 2과에서 처리할지 모르는 상태가 미분화된 T세포라면, 담당자가 정해진 상태가 Th1, Th2라고 생각하면 된다. 호중구, 대

선천면역과 후천면역 시스템

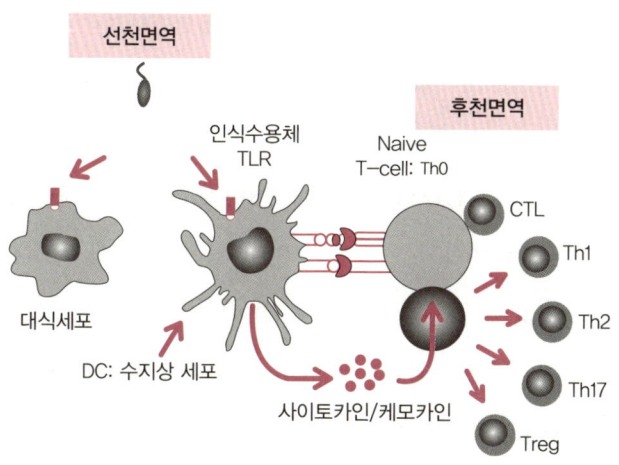

출처: Pathogen Strategies to Evade Innate Immune Response: A signaling Point of View

1장 면역력을 올려야 염증을 잡는다 21

식세포와 수지상(樹枝狀) 세포는 선천면역 세포에 속하고, T세포와 B세포는 후천 면역세포이다. 수지상 세포는 나뭇가지와 같이 생겼다고 해서 그런 이름이 붙여졌고, 선천면역과 후천 면역 사이를 연결해 주는 다리 역할을 한다. 면역 공부는 약간 어려워 보이지만 이 정도만 기억해도 이해하는 데 큰 문제는 없을 것이다.

쉽게 비유를 하자면 경찰이 범인의 인상착의나 특징을 파악해서 제시하면 형사들이 범인을 수사해서 형을 집행하는 것이나 마찬가지이다. 후천 면역세포인 Th1은 세포독성 T세포인데 침입한 세균을 죽이고, Th2는 항체를 만든다. 만약 대식세포가 적절하게 면역반응을 일으켜서 이물질을 탐식하지 못한다면 항원을 더 많이 제시해야 한다(경찰관이 범인의 특징을 제대로 파악하지 못해서 체포하지 못한다면 범인에 대한 더 많은 증거를 제시해야 하는 것처럼).

여기에서 Th1, Th2라는 단어가 어렵게 느껴질 수도 있는데, T란 면역세포가 분화되는 흉선의 영어 thymus에서 유래된 것이고, h는 helper 즉 돕는 군사라는 말이다. 즉 Th1은 돕는 군사 1번 면역세포, Th2란 돕는 군사 2번 면역세포라고 이해하면 쉬울 것이다. 흉선은 가슴 앞쪽에 위치하는 면역 기관으로 출생할 때 12~15g이고, 신생아 시기부터 발육하여 사춘기 때 약 40g으로 커졌다가 이후 점차 크기가 작아져 성인이 되면 퇴화한다.

면역력이 높다는 말은 이물질을 파악하는 선천 면역세포인 수지상 세포나 대식세포가 활성이 좋아서 이물질이 유입되는 즉시 파악해서 없애버리는 것을 말한다. 그러면 우리 신체는 큰 문제 없이 건강할 것이다.

그런데 후천 면역이 많이 개입되면 될수록 문제가 생길 여지가 많아진다. 왜냐하면 선천 면역세포는 이물질의 패턴을 있는 그대로를 제시하지만, 후천면역으로 넘어가면 항원을 잘게 잘게 잘라 가공해서 일부만 제시하므로 항체를 파악하는 과정에서 오류를 범할 수 있다. 그러면 자신의 몸속에 존재하는 정상적인 물질인데도 잘못 인식하여서 적군으로 판단해서 공격할 수도 있는데, 결과적으로 자가 면역질환이 생기게 된다.

자신의 일부인지 모르고 자신을 적군처럼 공격하는 질병이 자가면역질환이다. 하시모토 갑상샘염이나 아토피성 피부염 같은 질환을 말한다. 나무 전체를 보면 그 나무의 특징을 알 수 있지만, 나무를 잘라서 판자를 만들었다면 그 판자가 소나무로 만들었는지, 참나무로 만들었는지 알 수 없게 되는 경우와 비슷하다. 이같이 후천 면역반응은 현미경적인 체계를 가져서 침입한 항원의 세밀한 부분을 파악하는 장점이 있지만, 너무 세밀하게 파악하다 보니, 착각이나 오류가 생길 수 있다는 말이다.

좋은 면역증강제란 수지상 세포나 대식세포의 탐식 능력을 높여서 신체 내로 침입한 이물질을 잘 파악할 수 있는 능력을 키워주는 물질이라고 할 수 있다. 면역력이 약하다면 초기에 이물질을 탐색해서 처리하지 못하므로 늘 감기나 대상포진에 자주 걸리게 될 것이다. 어떻게 하면 면역력을 높여서 염증을 줄일 수 있는지 좀 더 읽어보면 알 수 있을 것이다.

02
행복해지려면
뇌의 염증을 줄여라

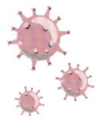

염증반응은 이것을 전달해 주는 매개물이 있다. 전파는 눈에 보이지 않지만 소리나 영상을 전달할 수 있는 것처럼, 염증 매개물은 염증을 전달해 주는 전파라고 표현하면 좀 이해가 쉬울 것이다. 염증 나라의 전국구 방송은 사이토카인이고, 지역방송은 프로스타글란딘이다. 즉 신체 전신에 영향을 미치는 염증 매개물은 사이토카인이고, 국소적으로 영향을 미치는 매개물은 프로스타글란딘이라고 할 수 있다. 염증성 사이토카인은 면역세포를 활성화하거나 증식시키지만, 비 면역세포의 기능은 떨어뜨리거나 위축시킨다. 염증이 생기면 그것을 해결하는 데 집중해야 하기 때문이다. 염증은 화재가 발생한 것처럼 우리 몸에 비상사태가 벌어진 것이라고 할 수 있다.

염증성 사이토카인은 감염이 되었거나, 신체 전반적으로 컨디션이 좋지 않을 때 뿜어져 나온다. 불이 나면 소방차에서 사이렌 소리가 나듯, 내 몸에 난 불인 염증(炎症)이 생기면 내 몸에 어떤 문제가 생겼음을 나타내어 대처하는 것이다. 염증이 생기면 염증성 사이토카인이 간(肝)세포에 영향을 주어서 혈액응고 인자인 피브리노겐의 생합성을 증가시킨다. 그러면 혈액이 끈적해지는데, 감염된 균이 전신으로 순환하는 것을 억제하기 위해 그런 것으로 짐작한다. 염증성 사이토카인은 간세포에 영향을 주고, 그 결과로 혈액에 영향을 주게 된다.

그리고 염증성 사이토카인의 영향이 즉각적으로 미치는 조직은 뇌이다. 세균이 침입한 상황이거나, 신체 전반적인 컨디션이 좋지 않은 상황이라고 가정해 보자. 그러면 자연스레 기분이 좀 우울해지고 잠도 잘 안 오게 된다. 염증이 생겼는데도 뇌세포에서 기분을 좋아지게 하는 물질인 세로토닌, 혹은 힘이 나게 하는 물질인 노르아드레날린, 혹은 환각처럼 들뜨게 하는 물질인 도파민이 분비되어서 신체 활동을 왕성하게 만든다면 균 감염에 적절히 대항할 수 없을 것이다. 신체에 염증이 있다면 행복 호르몬이 나오기보다 먼저 염증을 극복하는데 인체가 모든 에너지를 집중해야 한다.

염증이 단기간 있고, 그 후에 염증이 사라진다면 뇌세포 시냅스[7]에 세로토닌, 노르아드레날린, 도파민이 정상 농도로 회복되어서 편안한 기분과 정상적인 활동이 가능할 것이다. 그러므로 염증이 생기면 단기간 우울해지고 신체에 힘이 없는 현상은 신체를 염증으로부터 보호하기 위한 기전이라고 이해할 수 있다.

아미노산인 트립토판은 행복 호르몬인 세로토닌으로 대사될 수 있다. 트립토판이 많이 함유된 음식은 칠면조, 닭고기, 달걀, 유제품, 연어, 참치, 대구 등의 생선, 견과류, 씨앗류, 두부, 콩류, 바나나, 오트밀, 다크 초콜릿 등이다. 이런 음식을 먹으면 기분이 좋아지는 이유가 트립토판에서 세로토닌을 합성하기 때문이다. 트립토판을 먹으면 약 1% 정도가 세로토닌으로 전환되어 마음이 편안해진다.

그런데 트립토판이 함유된 음식을 먹어도 장에 부패균이 많거나 스트레스를 많이 받으면 키뉴레닌으로 대사될 수도 있다. 키뉴레닌은 트립토판의 산화 과정에서 생성되는 물질이라고 생각하면 된다. 염증 유발 물질인 키뉴레닌은 뇌를 흥분하게 만드는 NMDA

---

7 시냅스: 신경과 신경 사이의 간극

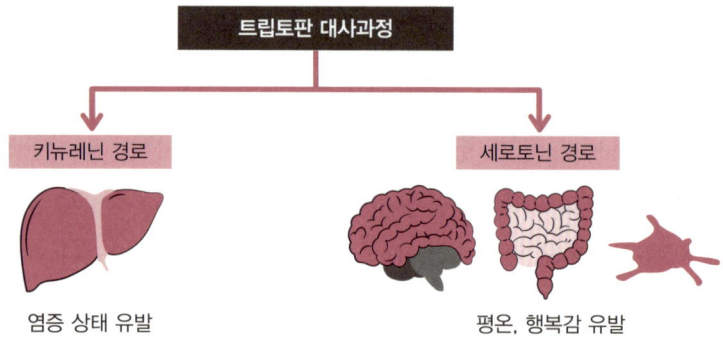

수용체를 활성화하고, 편안하게 해주는 가바(GABA) 수용체를 비활성화시키기 때문에 수면에도 좋지 않은 영향을 주게 된다.

인체의 신경을 전달시키는 신경전달물질에는 크게 흥분성 신경전달물질인 글루타메이트와 가바(GABA)가 있는데, 글루타메이트는 무엇인가 집중하거나 흥분할 때 나오고, 가바는 차분하게 안정될 때 나오게 된다. 두 가지 다 생명 활동에 필요하지만, 균형이 중요하다. 만약 가바보다 글루타메이트가 더 활성화된다면 정신적인 안정이 되지 않고, 쉽게 흥분하고 각성상태가 되어서 예민하고 초조한 상태가 될 수 있다. 글루타메이트를 받아들이는 수용체가 NMDA이다.

다시 설명하자면 신경 전달물질의 원료 물질인 트립토판이라는 아미노산에서 세로토닌 경로로 갈 수도 있고, 키뉴레닌 경로로 갈 수도 있는데, 염증이 있으면 키뉴레닌 경로로 간다는 말이고, 결과적으로 몸에 통증과 염증이 생겨서 우울해지고 잠도 잘 안 오게 된다.

염증이 심하다면 생명을 위협하는 상황이 만들어질 수도 있기에 숙면을 이루기 쉽지 않을 것이다. 반면 염증이 없다면 우울해져서 힘이 없을 이유도 없고, 잠을 자고 싶은데 잠이 안 올 이유도 없다. 염증은 뇌에 작용해서 우울하게도 하고, 잠이 안 오게도 하는데. 이런 증상이 오래되면, 뇌세포가 죽어서 치매가 생기기도 한다.

그럼, 왜 염증이 치매의 원인인 아밀로이드 베타 단백질을 생성해서 뇌세포를 죽이는 것일까? 우울한 것, 잠을 못 자는 것은 염증으로부터 신체를 보호하는 일종의 방어 메커니즘이라고 할 수 있다. 뇌세포가 죽어가는 것을 어떻게 방어 메커니즘이라고 이해할 수 있을까?

신경의 구성단위인 뉴런 하나에 한 개의 기억을 저장하고 있다고 가정한다면, 안 좋은 기억을 저장하고 있는 뉴런은 신체에 염증을 일으킬 수 있기에, 그 뉴런에서 아밀로이드 베타를 만들어 뉴런을 파괴한다면 그 이상 염증이 퍼지지 않게 될 것이다. 즉 아밀로이드 베타가 생성되는 까닭이 염증으로부터 인체를 보호하는 시스템이라고 이해할 수 있다. 그래서 그 뉴런을 죽여서라도 나쁜 기억은 빨리 잊는 게 좋다. 그렇지 않으면 그 뉴런에서 분비하는 염증성 사이토카인으로 인해 더 많은 뇌세포가 죽게 될 것이다. 이런 점을 생각해 보면 염증이 생기는 이유도 우리 인체를 보호하는 시스템이라고 할 수 있다.

그런데 그 기전이 너무 과하면 치매라는 질병이 되는 것이다. 이렇게 생각해 보면 안 좋은 기억을 잊어버리는 것도 뇌 건강에 좋은 것이라고 할 수 있다. 고통스러운 기억을 자꾸 떠올리는 습관은 뇌 건강을 해치는 행동이라는 것을 기억하자.

염증은 뇌에 치명적이면서 신경병을 일으킨다. 염증은 간, 혈액, 뇌에 작용하고, 근육에 작용한다. 염증은 근육을 위축시켜 근감소증을 일으키고, 근육이 감소하면 자연히 당뇨가 생기기 쉽다. 이같이 염증은 간, 혈액, 뇌, 근육 등에 광범위한 영향을 미치는 질병의 근원이라고 할 수 있다.

염증이 있으면 관절을 아프게 하고, 관절이 아프면 많이 움직일 수 없다, 그러면 안 움직이는 그 에너지를, 염증을 없애는 데 사용할 수 있기에 염증으로 인해 관절이 아픈 것은 결국, 생명을 보존하기 위한 메커니즘이라고 생각해 보자. 이렇게 생각하는 건 무리일까? 염증이 단기간 진행된다면 관절을 움직이지 못하게 해서 생명 유지에 도움이 되겠지만, 그 염증이 오래되면 류머티스나 골 관절염을 일으킬 수 있을 것이다. 염증이 간 → 혈액 → 뇌 → 근육 → 관절에 어떤 영향을 미치게 되는데, 그것이 단기간 진행되면 생명을 보호하는 것이고, 장기간 진행되면 수명을 단축할 것이다.

우울증, 불면증, 건망증, 치매 등은 염증성 사이토카인이 많이 관여하여서 생기는 질병이다. 이 염증성 사이토카인을 억제하기 위해 단 한 가지의 영양제를 선택한다면 나는 헴철을 들고 싶다. 혈액을 빨리 공급해 주는 헴철은 우울증, 불면증, 건망증, 치매만 아니고 뇌신경질환에 일 순위 영양소이다. 뇌세포는 저산소증(hypoxia) 때문에 염증을 일으키는 경우가 많다.

03
면역력을 올려야
염증이 줄어든다

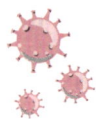

염증반응은 면역세포가 있어야 일어난다. 우리 몸에 면역세포가 없다는 말은 국토의 최전방을 지키는 군사가 없다는 말과 같다. 군사가 국토를 지키지 않는다면 적군이 전투 없이 곧바로 국내로 진입할 것이다. 우리 몸을 지키는 면역세포들은 주로 점막에 배치되어 있는데, 눈 점막, 코점막, 구강 점막, 인후, 위와 장 점막, 폐점막, 피부 점막 등이다. 어떤 이물질이든지 우리 몸속으로 들어오려면 면역세포와의 전투에서 이겨야만 체내로 진입할 수 있고, 이러한 전투가 바로 면역반응이라고 생각하면 된다. 그런데 선천면역력이 약할수록 염증이 더 많아진다. 선천면역이 강해서 초반에 이물질을 강하게 진압한다면 전투가 곧바로 끝나버리기 때문에 큰 염증으로 이어지지 않을 것이다.

선천면역이 약할수록 후천면역이 과활성화될 수밖에 없고(전방이 약하면 후방에서 전투를 더 많이 벌여야 한다), 결과적으로 자가면역질환이 생길 확률이 올라간다. 선천면역은 세균의 세포벽 패턴 그 자체를 인식하지만, 후천면역은 가공된 항원을 파악한다. 그런데 잘게 쪼개져 가공된 항원을 인식하다 보면, 면역반응에 오작동 가능성이 항상 존재하는 게 문제이다.

선천면역은 강해야 염증이 안 일어나지만, 후천면역은 지나치게 활성화될수록 문제가 생긴다. 후천 면역세포인 T세포 중 Th1은 세균이나 바이러스를 죽이는 역할을 하고, Th2는 환경 독소 등에 대응하는 역할을 한다. Th2가 지나치게 활성화되면 알레르기, 아토피가 생기기 쉽다. 라면 같은 패스트푸드를 많이 먹으면 Th2가 수프에 들어있는 첨가물에 대해서 면역반응을 나타낸다. 그래서 합성 첨가물을 물리치기 위해서 사이토카인을 내뿜게 된다. 그런데 라면을 가끔 먹는 게 아니고 수시로 먹고, 아이스크림, 불량 식품을 계속 먹는다고 가정해 보자. 그러면 Th2에서 사이토카인이라는 총을 계속 쏘아대다 보니 자신의 코점막이나 피부 점막을 손상해서 알레르기성 비염이나 아토피성 피부염이 생기는 것이다. 현대에는 여러 가지 환경 독소가 많은 환경에서 생활하므로 Th2가 과활성화되어서 아토피, 알레르기 질환이 많은 게 사실이다.

아토피, 알레르기 전문 치료제인 생물학적 제제 〈듀피젠트〉는 사이토카인의 한 종류인 인터루킨(IL-4, 13) 수용체에 붙어서 Th2를 억제하는 기전을 가진다. 즉 면역세포가 지나치게 반응해서 사이토카인을 너무 많이 내뿜지 못하게 조처하는 약이라고 할 수 있다. 이렇게 최첨단 의학도 면역반응의 과활성화를 억제하기 위한 항 사이토카인 제제를 사용하고 있다. 이런 신약들은 대체로 고가의 약물이고 대학병원급에서 처방된다. 항히스타민제는 일반적인 치료제이지만, 사이토카인을 억제하는 생물학적 제제는 최첨단 약물이라고 할 수 있다.

염증을 억제하기 위해서 사용되는 약물인 스테로이드나, 사이클로스포린 등의 면역억제제는 면역반응의 과활성화를 누르는 기전을 가지지만, 잘못하면 면역력이 너무 떨어져서 다른 균에 감염되기 쉽다는 문제가 있다. 후천 면역이 너무 지나치게 활성화되면 알레르기가 생기고, 또 너무 면역력을 억제하면 면역 저하가 되므로 적당한 균형이 중요할 것이다.

사이토카인을 내뿜는 대식세포는 모든 조직에 존재하는데, 대식세포는 존재하는 조직에 따라 특화되어 그 조직을 지켜내기에 적합한 기능을 지니고 있고, 부르는 이름과 형태가 달라진다. 뇌에 있는 대식세포를 마이크로글리아 세포(macroglia cell)라고 부르고, 간에 있는 대식세포는 쿠퍼셀(Kupffer cell)이라고 부르고, 뼈에 있는 대식세포는 오스테오클라스트(osteoclast)라고 부른다.

그런데 대식세포는 두 가지 타입이 있다. M1 타입과 M2 타입이다. 처음 염증반응이 일어나면 M1 타입 대식세포가 먼저 출동하여서 이물질을 탐식해서 이물질을 처리한 후, 다시 M2 타입이 출동하여서 염증반응을 종결시키면서 손상된 조직을 복구한다. 우리가 어떤 일을 처리할 때도 한 사람은 나서고 한 사람은 뒤처리하는 것과 비슷하다. M1은 행동반이고, M2는 수습반이라고 할 수 있겠다.

M1 타입 대식세포는 세균을 먹어치워야 하므로 염증을 일으키는 염증 촉진성(proinflammatory) 성격을 띠고 있다. 손상된 조직을 회복하는 M2 타입은 염증을 억제하는 항염증성(anti-inflammatory) 성격을 띠고 있다.

하지만 만약 M1 타입 대식세포가 출동해서 이물질을 잡아먹

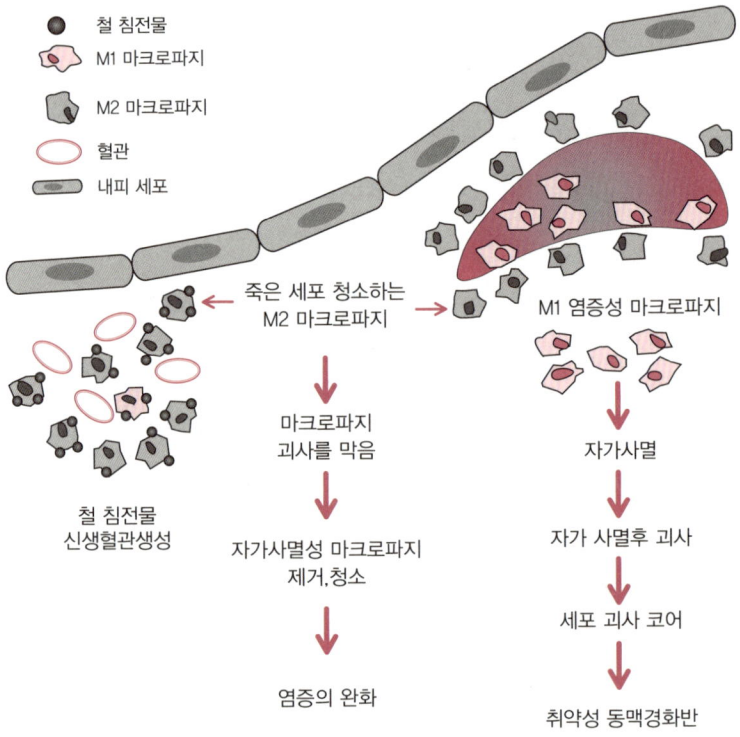

출처: 이욱빈(연세대학교). 급성, 만성 염증에서의 마크로파지 분극화

어도 미생물이 모두 제거되지 않고 염증반응이 이어지면서 조직 손상이 계속된다면, 면역반응을 종결하는 M2가 출동하지 못하고 계속 M1 상태로 남아있게 된다. 우리의 대표선수인 M1이 힘이 달리는 상황이라서 M2가 바통터치 못하는 상황이다. 급성염증

은 염증반응이 진행됨에 따라서 M1 타입에서 M2로 분화 과정이 정상적으로 일어난다. 반면 만성 염증은 M1에서 M2로 분화되는 과정이 정상적으로 일어나지 않고 M1 상태에 계속 머무는 것을 말한다.

이같이 급성염증은 외부 침입자에 대한 면역반응이 일어난 후에 조직을 다시 복구하는 단계가 진행되므로 몸에 타격을 주지 않는 것이고, 만성 염증반응은 면역반응이 일어나도 조직이 다시 복구되지 않으니, 만성 질환을 유발하고 염증이 더욱 깊어지는 것을 말한다. 전쟁에서도 양쪽이 팽팽하여서 한쪽이 완전 진압하지 못하는 상황이 되면 아군이나 적군 모두 많이 죽거나 다치기도 하고, 국토까지 황폐해지는 것과 비슷하다.

이처럼 선천 면역력이 약해서 염증반응이 종결되지 못하면 후천 면역반응이 일어나게 되고, 이 과정에서 아군을 적군으로 오인하여 공격하는 일도 생기므로 자가 면역질환이 생기는 것이다. 자가 면역질환은 어떤 물질이 끊임없이 면역세포를 자극하여서 후천 면역력이 지나치게 활성화되므로 면역체계에 오작동이 발생하여, 자기 자신을 공격해서 생기는 질병이라고 할 수 있다.

예를 들어서 빵을 부풀리기 위해서 브롬(Br)이 첨가된 밀가루로 만든 식품을 계속 먹는다면, 브롬 독소가 갑상샘 조직을 끊임없이 공격하므로 하시모토 갑상샘염 같은 자가 면역질환이 생길 수 있다. 그러면 갑상샘의 조직이 크게 증식하여 목 주변이 불룩해지기도 하고, 갑상샘 호르몬 분비가 원활하지 않아서 신진대사가 잘 안되고, 무기력해질 수 있다. 쉽게 추위를 타기도 하고 자꾸 피곤하다고 느낄 수 있다.

후천면역은 선천면역보다 더 정밀한 듯하지만, 잘못하면 치명적인 문제를 가지고 올 수 있다. 이런 점을 생각해 볼 때 자가면역질환을 다스리는 가장 좋은 방법은 선천면역을 올리는 것이다. 선천면역이 강해서 대식세포가 조기에 처리한다면 후천 면역이 가동할 필요가 없기 때문이다. 선천 면역력이 강하다는 것은 대식세포에서 염증 매개체를 강하게 분비한다는 뜻이고, 그렇게 함으로써 선천면역으로 염증반응을 종결시키는 것이다.

대식세포에서 염증성 사이토카인을 분비하지만, 비만세포에서는 히스타민, 프로스타글란딘, 류코트리엔 등과 같은 염증 매개물을 분비한다. 비만세포에서 분비되는 히스타민은 콧물과 재채기를 일으켜 세균이나 이물질을 씻어 내는 역할을 하고, 류코트리엔은 기침을 일으켜 이물질을 체외로 내보는 작용을 한다. 또 프로스타글란딘은 발열과 통증을 일으켜 외부에서 침입한 바이러스를 물리친다.

감기에 걸리면 콧물 재채기가 나고, 기침이 나고 열이 나고, 몸살이 나는 까닭도 이런 면역세포들이 우리 몸을 지키기 위해서 반응하기 때문이다. 흔히 초기 감기에 항히스타민제를 써서 콧물과 재채기를 억제하고, 천식 환자들에게는 항류코트리엔 제제가 처방 나오기도 한다. 또 통증과 발열에는 프로스타글란딘을 억제하는 소염진통제(NSAID)나 타이레놀을 먹으면 된다.

그런데 만약 감기 바이러스가 침입한 게 아닌데도 계속 콧물과 재채기가 난다면 이건 감기에 걸린 게 아니고, 알레르기성 비염이라는 면역질환에 걸린 것이라고 할 수 있다. 이런 사람은 단순히 감기약을 먹을 게 아니라, 약간의 기온차이나, 먼지 등에 과잉 반응하는 면역체계를 바로 잡아야 비염이 나을 것이다. 이런 사람에게 가장 좋은 방법은 선천면역을 올리는 것이다.

M1 타입 대식세포의 탐식 능력이 줄어들게 되면 체내 노폐물이 증가하고, 만성 염증에 빠지게 되면 암이나 치매에 걸릴 확률도 높아진다. 나이가 들면 대식세포의 탐식 능력이 떨어지기 마련이다. 젊은 나이에는 암에 잘 안 걸리지만, 나이가 들수록 암이

잘 생긴다. 즉 나이가 들면 대식세포의 탐식 능력이 떨어질 수밖에 없고, 자연스레 염증이 더 많이 생긴다. 물론 같은 나이라고 해도 건강 나이는 개인 편차가 크다.

그렇다면 선천 면역력을 어떻게 올릴 수 있을 것인가가 관건이라고 할 수 있다. 면역력을 올려주려면 면역다당체로서 대식세포가 인식하는 레이더망(수용체)인 TLR4에 작용하는 물질을 투여해서 대식세포를 훈련 시키면 좋을 것이다. 군사들을 훈련 시킬 때 적군의 특징과 정보를 주면서 그것에 대응할 수 있는 적합한 실력을 키우면 적군을 즉각적으로 진압할 능력이 생길 것이다. 여기에 적합한 다당체로 그간 베타글루칸이 많이 사용됐다. 그런데 효모균 유래 베타글루칸보다 더 면역세포를 활성화하는 물질은 아라비녹실란이다.

흔히 홍삼이나 녹용, 흑염소, 보약 등을 먹으면 면역력이 올라간다고 생각한다. 하지만 진정으로 면역력을 올리려면 과학적으로 접근해야 한다. 지금은 주먹구구식의 시대가 아니다. 면역력을 높이려면 먼저 위장관에서 소화되지 않는 구조라야 한다. 그래야 장 깊숙이 도달해서 면역력을 높일 것이다. 면역력의 70~80%는 장 점막 아래에 있는 수지상 세포와 대식세포에서 만들어지기 때문이다.

  면역력이 올라간다는 의미는 수지상 세포나 대식세포가 이물질의 패턴 포착을 잘하게 된다는 뜻이다. 즉 레이더망이 잘 가동되어서 부패균의 패턴인 LPS를 바로 파악하고, 사이토카인을 발사해서 처리할 수 있는 능력이다. 면역력을 잘 활성화하는 물질

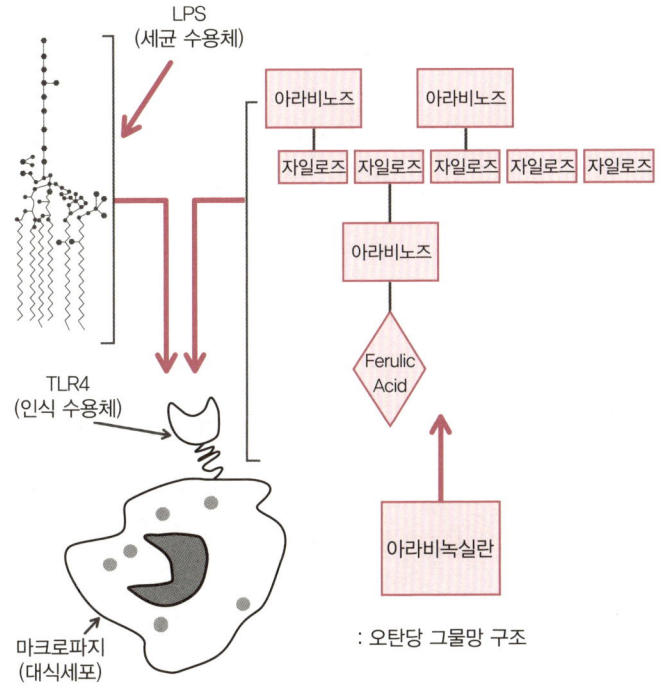

세균패턴 LPS와 아라비녹실란은 대식세포 수용체 TLR4에 반응한다

출처: Evidence and Implementation Summit 2025, 27-29 October Melbourne, Australia

의 구조는 그물망 구조에 오탄당이 붙어있는 구조라고 한다.

인체에는 낯선 구조를 가지는 물질이 면역력을 올리기에 적합하다. 그물망을 가진 면역다당체 중에서 베타글루칸은 6탄당 기본 골격에 6탄당이 베타 결합을 하고 있다. 반면 아라비녹실란은 5탄당 기본 골격을 이루면서 5탄당인 아라비노즈가 베타 결합을 하고 있다. 수학 공식을 대입하면 정답이 나오듯이 면역 활성을 어떤 물질이 더 잘하는지 공식에 대입하면 바로 나오게 되어있다.

우리가 매일 먹는 밥은 포도당으로 분해되어서 에너지 대사에 사용되므로, 포도당의 6탄당 구조는 인체 입장에서는 매우 친숙한 구조라고 할 수 있다. 반면 인체에 낯선 구조인 5탄당은 면역 활성을 높이는 구조이다. 매일 접하는 6탄당 구조나 알파 결합보다는 5탄당 구조나 베타 결합이 면역력을 더 잘 자극한다는 말이다. 평범한 옷보다 화려하고 강렬한 디자인과 색상으로 차려입은 사람은 금방 사람들의 눈길을 끌게 된다. 이처럼 아라비녹실란은 수지상 세포나 대식세포의 레이더망인 TLR4를 충분히 자극하는 패턴을 지니고 있다.

효모균 유래 베타글루칸과 흑미강 유래 아라비녹실란의 차이점이 한 가지 더 있다. 대식세포의 레이더망은 세균의 패턴인 LPS가 나타나면 아주 잘 잡아내는데, 아라비녹실란이 자극하는 부위도 바로 대식세포의 레이더망인 TLR4이다. 그래서 아라비녹실란을 꾸준히 먹어준다면 대식세포의 레이더망이 아주 정교하게 작동하게 되어서 미세먼지나, 꽃가루 등 이물질이 체내로 유입되면 재빨리 이물질을 잡아먹어서 처리할 것이다. 그러면 비염이나 아토피가 덜 나타날 수 있다.

내가 약국에서 비염으로 고생하던 60대 여성에게 아라비녹실란 제제를 드렸는데 얼마 지나지 않아서 코막힘으로 잠을 설치는 현상이 현저히 줄어든 경험이 있다. 그래서 나는 이런 비염 환자나 알레르기로 고생하는 분들을 만나면 아라비녹실란을 소개해 드린다. 항히스타민제는 먹을 때만 증상을 가라앉히기 때문이다.

그런데 베타글루칸이 작용하는 곳은 LPS가 반응하는 TLR4가 아니고 곰팡이균이 결합하는 Dectin-1이다. 즉 베타글루칸은 곰팡이균을 더 잘 잡아내는 특징이 있다. 베타글루칸은 곰팡이균이 반응하는 Dectin-1에 붙어서 면역 활성을 나타낸다. 공대나 의약 계열 대학에 진학하려면 수학이나 화학 등 이과 과목 성적이 좋아야 한다. 그런데 수학, 화학 성적은 안 좋으면서 국어나 영어만 잘한다면 원하는 학과에 진학하기 힘들 것이다. 이처럼 세균이나 알레르기 질환을 다스리려면 대식세포가 주로 반응하는 TLR4를 자극하는 면역 물질이 필요하다. 여기에 적합한 물질이 아라비녹실란이라는 뜻이다.

만성 염증의 주요 원인인 장내 부패균에서 유래하는 LPS는 대식세포의 TLR4 레이더망에 걸린다. 그러므로 TLR4에 반응하는 아라비녹실란이 베타글루칸보다 면역 활성이 좋을 수밖에 없다. 여름이 되면 발 건강을 해치면서 성가신 무좀은 처방 약을 먹거나 연고를 발라도 완치가 잘 안된다. 인체에서는 곰팡이균 보다 세균 제거가 더 쉬운데, 곰팡이균이 더 강하고 위험해서가 아니고, 곰팡이균에 대해서는 인체의 면역세포가 강하게 작용하지 않는 것이다. 베타글루칸은 곰팡이균이 반응하는 Dectin-1에 붙어서 면역력을 활성화하므로 큰 면역 활성을 기대하기 어려울 것으로 생각된다.

베타글루칸과 아라비녹실란은 5~10배 정도 면역 활성에 차이가 난다고 한다. 마치 일반 항암제보다 표적 항암제를 쓰면 정상장기에는 타격을 안 주면서 암세포만 정밀 타격이 가능하듯이, 면역력을 올리려면 정밀하게 면역 활성을 유도하는 물질이 더 우수할 것이다.

아라비녹실란은 선천 면역력을 높여서 면역반응을 일으키는 항원 제거를 도와주므로 목표 효능제(Treg agonist) 기능을 가진다고 말한다. 이 면역다당체는 국내뿐 아니라 미국에서도 많이 사용되고 있는데, 바이브란(Bibran)[8] 이라는 상품명으로 항암 치료하는 사람들에게 많이 사용되고 있고, 개선된 사례나 관련 논문이 상당히 많은 편이다.

인체 면역은 네 가지 면역세포가 균형을 이루어야 건강한데, Th1은 세균을 사멸시키는 역할하고, Th2은 환경 독소가 많으면 활성화되는 면역세포이다. Th17은 염증이 심할 때 올라가고, Treg는 면역력에 균형을 맞추고 조절하는 면역세포이다. 면역다당체 아라비녹실란은 Th1 효능제(agonist)로 작용하고, Treg 효능제로 작용해서 결과적으로 Th2를 억제하고, Th17을 억제하는 기전을 가지므로 염증이 줄어들고 면역 과잉 반응이 잠잠해질 것이다.

---

[8] 바이브란: 쌀겨에서 추출한 아라비녹실란(MGN-3)을 주원료로 하는 식품 보충제, 이 성분은 면역력 강화, 항산화 효과, 소화 촉진에 도움을 줄 수 있다. 바이브란은 다양한 형태로 판매되며, 주로 건강기능식품으로 알려져 있다.

만약 아라비녹실란 제제를 사용하여도 염증이 쉽사리 줄어들지 않는다면 장내 부패균이 너무 많은지 살펴볼 필요가 있다. 장 점막 아래에 존재하는 대식세포가 부패균을 탐식하는데, 장에 부패균이 너무 많아서 일반적인 프로바이오틱스로 조절이 잘 안 된다면, 콩을 7~8일간 여러 가지 균주와 함께 배양시키는 공서배양법을 통해서 제조된 식물성 유산균 대사물 제품이 무척 도움이 된다.

식물성 유산균의 대사물 속에는 악성 부패균을 사멸하는 천연 항균물질인 박테리오신이 많이 들어있다. 그리고 액상 부분 외 밑에 가라앉은 덩어리를 균체 성분이라고 한다. 균체 성분을 열 처리 가수분해시켜서 잘게 조각을 내면 면역력 향상에 무척 좋은 역할을 할 수 있다. 대식세포의 TLR4를 정교하게 활성화하는 것이다. 늘 장이 불편하고 가스가 찬다면 면역세포들이 모두 장 쪽으로 집결하므로 다른 곳의 면역력이 떨어질 수밖에 없다. 아라비녹실란과 유산균 생성물질은 암 환자의 면역력을 올려주거나 조절할 때도 좋다.

서양 유래 우유로 만든 프로바이오틱스보다 동양 유래 간장, 된장, 김치 등에 면역력을 향상하는 우수한 포스트바이오틱스들이 많다는 사실이 과학적으로 증명되고 있다. 내가 약국에서 여러 면역 관련 질환이 있는 분들을 만나보아도, 식물 유래 포스트바이오틱스가 장 건강과 면역력 향상에 좋은 결과를 나타내는 분들이 많았다. 이에 대한 더 자세한 설명은 내가 쓴 책 중 〈슬기로운 위와 장 건강 생활〉을 참고하시기 바란다.

아라비녹실란을 먹지 말아야 할 사람은 임산부와 장기 이식 환자이다. 산모는 임신 초기 3개월 정도에는 태아를 이물질로 여기고 공격할 수 있기에 Th1을 확 줄이게 되는데, 그러면 세균에 대한 면역력도 자연스레 감소한다. 그리고 장기 이식하면 면역억제제를 복용하므로 아라비녹실란을 복용하지 않는 것이 좋을 것이다.

04
우리가 알지 못했던 면역력 저하의 질병들

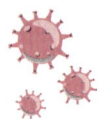

면역에는 선천면역과 후천면역이 있다. 선천면역과 후천면역 사이에 연결하는 다리(bridge) 같은 역할을 하는 두 가지 면역세포가 있는데, 수지상 세포와 대식세포이다. 두 면역세포 중 탐식작용(항원 제거)이 더 강한 세포는 대식세포이고, 항원 제시 기능이 더 강한 세포는 수지상 세포이다. 즉 대식세포는 이물질을 잘 잡아먹고, 수지상 세포는 침입한 적군의 정보를 다른 면역세포에 잘 알려준다는 말이다. 수지상 세포는 나뭇가지처럼 사방으로 뻗어있는 모양을 하고 있는데, 점막을 통해서 들어오는 이물질을 파악하기에 적합한 형태이다. 바이러스에 감염되면 비만세포 → 호중구 → 대식세포 순으로 활성화된다.

감기나 대상포진에 잘 걸린다든지 헤르페스 바이러스에 자꾸 감염되어 구순포진이 생기고, 방광염이 자꾸 재발한다면 선천면역이 약하다고 할 수 있다. 다래끼가 자주 나는 이유도 세균에 대한 탐식 능력이 약하다는 말이고, 부패한 장으로 인해서 과민성 대장증후군으로 고생한다면 세균에 대한 면역력이 약하다는 말이다. 다크써클이 자주 생기는 이유는 모세혈관이 약하기 때문이기도 하지만, 결국 면역력 약화와 관련이 있는 것이다. 대표적인 알레르기 질환인 비염은 후천 면역이 지나치게 활성화되어서 생긴다. 이 모든 현상은 대식세포 M1의 탐식 능력이 약해서 염증 반응이 종결되지 못하고 후천 면역반응으로 넘어가서 그러한 것이다.

감기에 걸린 후 3일 내 낫는 사람은 선천 면역력이 강한 것이고, 감기에 걸려도 금방 낫지 않고 염증이 심해져 인후통 같은 증상을 많이 호소한다면 선천 면역력이 약하다고 할 수 있다. 선천면역으로 감기 바이러스를 없애지 못하면 후천 면역이 활성화된다. 후천면역이 활성화된다는 것은 면역세포인 T세포가 활성화된다는 말이다.

선천면역이 약하고, 후천면역이 활성화된 상태가 꾸준하게 이어진다면 치매가 생길 수도 있다. 치매, 불면 혹은 숙면이 안 되는 이유도 뇌에 생긴 염증 때문이라고 생각할 수 있다. 뇌에 염증이 많으면 트립토판에서 행복 호르몬인 세로토닌이 합성되는 경로로 가지 못하고, 염증성 물질인 키뉴레인이 만들어지는 경로로 갈 확률이 높다. 치매의 원인이 되는 아밀로이드 베타라는 독성 단백질이 생기는 이유도 뇌에 있는 대식세포의 탐식 능력이 떨어져서 그런 것이다. 염증성 사이토카인이 뇌에 있는 대식세포 수용체와 결합해서 뇌세포를 파괴하므로 건망증이나 치매를 앞당기게 될 것이다.

염증은 뇌뿐만 아니라 간에도 영향을 미치게 된다. 같은 지방간이 있어도 만성 염증에 꾸준히 노출되면 지방간염이 된다. 염증이 있을 때 간을 보호하려고 간세포 내에 지방을 침착시킨다고 한다. 이렇게 지방간과 면역력은 관련성이 많다. 염증은 간에 있는 대식세포를 지나치게 활성화한다. 그런데 염증을 줄이면 신기하게도 지방간이 빠지게 된다. 이같이 신체 전반적인 저하나 질병은 모두 면역력 저하와 밀접한 관계가 있다. 아라비녹실란은 대식세포의 탐식 능력을 올려서 간 섬유화를 막는다는 연구가 있다. 간 섬유화가 오래되면 간경화가 생기게 된다. 간 섬유화나 간경화를 예방하기 위해서는 면역력 향상이 답이라는 생각이 든다.

자율신경 실조증과 같이 감당하기 어려운 만성 피로감도 면역질환 범주에 속한다. 만성피로의 진정한 원인이 면역력 저하라는 사실은 놀랍다. 염증 자체가 만성피로를 유발하는 것이다. 생각해보면 면역세포들이 염증을 잡으려고 출동하니, 다른 조직들은 기운이 떨어지고 피곤해질 수밖에 없을 것이다. 감염질환, 알레르기, 자가면역질환이 면역질환이듯 치매, 숙면이 안 되는 문제, 지방간, 근감소증, 당뇨병, 만성 피로감도 면역질환에 속한다. 면역력을 올려야 만성 염증을 줄일 수 있고, 건강 장수의 비결은 면역력 향상과 직결된다고 할 수 있다.

05
염증이 생기면 열이 나는 이유

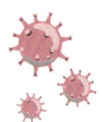

　봄철에 황사나 꽃가루로 인해서 비염에 시달리는 사람들이 정말 정말 많다. 환절기에 유독 재채기, 콧물이 자주 나는 까닭은 무엇일까? 이물질이 체내로 유입되는 순간 비만세포에서 염증 매개물인 히스타민이 나오는데, 점액 분비를 촉진하여 세균, 이물질을 체외로 씻어 내기 위해 콧물이 나오고 재채기를 하게 된다. 그런데 비만세포가 과다하게 반응하면 너무 많은 콧물이 분비된다. 그래서 환절기만 되면 이러한 알레르기를 억제하는 약들이 무척 많이 판매되는 편이다. 비염이 심한 사람은 코가 막혀서 잠을 이루지 못하기도 하는데, 광고하는 알레르기약 여러 통을 한꺼번에 구매해 가기도 한다.

비만세포에서는 히스타민뿐만 아니라 통증과 열을 내는 프로스타글란딘이라는 염증 매개물을 분비하기도 한다. 감기에 걸리면 열이 오르는 까닭은 외부에서 침입한 바이러스나 세균을 무찌르기 위해서 면역세포들이 집결하기 때문이다. 사람끼리 싸움을 하더라도 얼굴에 열이 벌겋게 달아오르기 마련인데, 세균과 인체의 면역세포들이 싸움을 벌일 때에도 열이 난다. 염증이 생기면 프로스타글란딘이 뇌의 시상하부에 있는 체온 중추에 작용해서 기본 세팅 값을 올리므로 열이 나고 통증이 생긴다.

만약 체내의 면역력이 높다면 열이 나고 몸살이 나지만, 얼마 지나지 않아서 이것을 극복하고 정상 체온으로 회복할 것이다. 부루펜을 먹으면 열이 내리고 통증이 줄어드는 이유도 염증성 프로스타글란딘을 억제하기 때문이다. 이러한 약을 비스테로이드성 소염진통제, 앤세이드(NSAID)라고 부른다.

그런데 자녀들이 열이 난다고 하여서 지나치게 해열제를 많이 투여하면 오히려 면역력이 저하될 수 있다. 꼭 필요할 때는 해열제를 투여하되, 심하지 않은 감기는 따뜻한 물을 충분히 먹이고 푹 쉬게 하는 방법이 좋다. 그렇게 해서 자녀들이 스스로 감기 바이러스를 이겨내는 훈련을 해야 면역력이 올라갈 것이다.

약국에서 일하다 보면, 시장 상인들이 생선 가시에 찔려서 손가락이 퉁퉁 부어서 오는 경우가 있다. 아니면 손에 까시래기를 뜯어내다가 염증이 생겼는데, 열이 나서 뜨끈뜨끈하고 고름이 들어있는 것이 보인다. 이런 분들이 간단한 약을 달라고 하면 나는 환자들을 설득해서 가까운 의원에 보낸다. 손가락 피부는 뼈하고 가까울뿐더러 잘못하면 더 큰 염증으로 번질 수 있기에 빨리 주사도 맞고 항생제 처방을 받아서 염증을 적극적으로 치료할 필요가 있다. 그야말로 급성염증인 것이다. 이런 분들이 나중에 와서 약사님 덕분에 위험한 고비를 넘겨서 고맙다고 인사한다.

특히 손가락의 상처는 치료하기 어려운데, 손을 물에 담가야 할 일이 많기 때문이다. 주부들은 설거지하다가 상처 부위로 계속 오염된 균이 유입되면 잘 안 낫게 되므로 물이 들어가는 것을 차단하는 게 상처 치료의 관건이다. 손가락 부위는 밴드를 붙여도 자꾸 떨어지는데, 이런 경우는 액상 폼 제품도 나오니 활용하면 좋다. 상처 부위에 액상 폼을 바르면 얼마 후 상처를 덮는 막이 생겨서 손을 물에 넣어도 괜찮다.

시상하부에서 염증성 프로스타글란딘을 만들어내는 것은 염증성 사이토카인이다. 염증성 사이토카인이 기민하게 분비되어야 염증을 유발하는 물질들을 빠르게 처리할 것이다. 하지만 나이가 들거나 면역력이 약해서 사이토카인이 장기간 질질 새는 현상이 생기면 신체조직 자체가 망가지게 된다. 만성 염증 상태에 빠지기 때문이다. 만성 염증으로 인해 인체 중 가장 먼저 문제가 생기는 곳은 혈관이다. 염증이 생기면 염증이 생겼다고 신호를 주는 사이토카인이 혈액을 떠다니다가 간으로 들어간다. 간에서 사이토카인을 인식할 수 있는 수용체에 결합하게 되면 혈액을 응고하는 피브리노겐을 분비하게 되므로 혈액이 끈적해진다. 염증이 생기면 혈액이 끈끈해지는 이유는 염증의 확산을 막는 일종의 신체 방어 작용으로 볼 수 있다.

끈적해진 혈액은 혈관 내피세포에 상처를 유발하고, 염증성 사이토카인이 내피세포에서 분비되는 산화질소(NO)를 억제해서 혈관을 감싸고 있는 근육층을 위축시키게 된다. 동시에 콜라겐을 분해하는 효소인 MMP를 분비해서 콜라겐 조직을 녹여버린다. 콜라겐은 혈관 내피와 근육층 사이서 존재하면서 혈관에 탄력성을 부여하는 역할을 한다.

이런 일련의 과정을 통해서 혈관 벽이 벌어지고 얇아지면서 크기가 작은 LDL이 혈관 안으로 유입되어서 산화되고, 대식세포가 다 처리하지 못한 찌꺼기가 거품 세포로 쌓이다가 마침내 죽상동맥경화가 되는 것이다, 이같이 만성 염증은 첫 번째로 혈관에 문제를 일으킨다.

면역력이 약해서 염증성 사이토카인이 한꺼번에 확 나오지 못하고 찔끔찔끔 나오는 현상 자체가 만성 염증 상태라고 할 수 있는데, 콜레스테롤 수치가 높은 것보다 더 위험하다. 이같이 이물질에 대한 면역세포의 탐식 능력 감소가 만성 염증의 커다란 요인이라고 할 수 있고, 뇌혈관, 심혈관, 정맥류를 유발하는 첫 번째 요인이 만성 염증이라고 할 수 있다. 혈관에 콜레스테롤이 많이 낀다면 위험하므로 고지혈증약을 처방받아서 먹지만, 이런 약을 먹기 전에 먼저 염증이 생기지 않도록 해야 혈관이 막히지 않을 것이다.

나이가 들어서 혈액이 끈적해진다면 면역력 증대, 장내 부패균 억제, 이물질 유입 차단, 저산소증 해결, 스트레스 해소가 우선이다. 염증성 사이토카인은 대식세포에서 분비되는데, 이 대식세포의 기능이 약해지면 질질 새는 현상이 생기는 것이다. 면역력이 약하다면 감기에 자주 걸릴 수도 있지만, 혈액을 탁하게 하여 뇌혈관, 심혈관 질환이 생길 확률도 올라간다. 염증은 혈관 손상, 세포막 신호전달 장애, 세포막을 싸고 있는 세포외 기질(ECM) 손상을 초래한다. 또한 비 면역세포의 기능 이상이 생기는데, 뇌세포에 우울증과 치매를 유발하고, 근세포를 손상해 근육량이 감소하게 된다.

 생로병사를 벗어날 수는 없으나 과거의 두 배의 수명을 누리는 현대에서 어떤 영양소보다 먼저 챙겨 먹어야 할 것이 바로 면역력 향상 제품이라는 생각이 든다. 태어난 후 늙고, 병들고 죽는 이유인 만성 염증은 결국, 외부에서 유입되는 이물질을 파악해서 처리하는 대식세포의 탐식 능력에 따라서 좌우된다고 할 수 있다. 건강하게 장수하기를 원하는 분들이 식생활 조절과 운동을 병행하면서 면역력을 올려주는 제품도 꾸준히 챙겨 먹는다면 삶의 질이 높아지고, 염증과 통증 극복에 도움이 될 것이다.

06
염증이 생길 때
어떤 연고, 밴드, 폼을 붙일까?

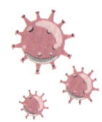

약국에서 큰 비중을 차지하면서 판매되는 제품이 밴드류이다. 일반 밴드는 기본이고, 드레싱 밴드와 폼 타입의 밴드가 상당히 많이 판매되는 실정인데, 특히 여름철에 짧은 치마나 바지를 입고 다니므로 아이들이 넘어져서 다치는 경우가 많다. 이런 폼 종류는 여러 회사에서 다양한 타입으로 나오는데, 폼 밴드류의 장점이라면, 상처의 노출을 감싸면서 방수기능이 있다는 점이다. 일반 밴드류는 붙여도 물에 닿으면 젖어버리므로 다시 갈아야 한다. 또 폼 밴드류는 딱지가 생기기 전에 상처를 복구하므로 흉터가 생기는 것을 방지하는 기능이 있다.

요즘에는 남성들도 피부관리에 신경을 많이 쓰므로 얼굴이나 손등의 검버섯이나 점을 빼는 시술을 많이 받고 있다. 이런 시술 후 대개의 의원에서는 폼 밴드 종류를 붙이라고 하지만, 간혹 의원에 따라서 그냥 연고만 바르라고 지시하는 곳도 있다. 어떤 연고를 바르는 게 좋을까? 상처 치료용 연고를 크게 두 가지로 분류해 본다면 새살이 나게 도와주는 마데카솔 종류 연고와 살균용으로 조성된 후시딘 등 항생제 연고로 나눌 수 있다. 점을 뺐을 경우 새살이 더 돋아난다면 문제가 될 수 있으므로 나는 주로 항생제 성분의 연고를 바르라고 권하는 편이다. 하지만 연고만 바르는 경우 세수하는 등 물에 닿으면 다시 염증이 생길 수가 있어서 비용을 들여서 피부에 투자하고도 오히려 더 얼룩이 조성되는 분들이 있다. 나는 연고보다 폼 종류를 붙이라고 권한다. 그리고 완전히 회복되기 전까지 가능하면 모자나 마스크, 또는 선글라스 착용으로 햇빛을 차단하는 게 좋다. 자외선은 강력한 활성산소를 유발하기 때문이다.

또 폼 밴드 종류도 얇은 타입과 두툼한 타입이 있는데, 상처에서 진물이 나오면 얇은 폼 종류는 자주 갈아야 하므로 두툼한 폼을 붙이는 게 더 좋다, 특히 화상을 입으면 삼출물이 나오므로 두터운 폼이 필요하다. 욕창에도 폼 밴드를 붙이는 분들이 많은데, 밴드나 폼을 붙이기 어려운 부위도 있다. 만약 이런 부위에 진물이 난다면 꼭 연고만 바르지 말고 마데카솔 분말 타입이 나오므로 적절하게 활용하면 좋다.

하지만 아무리 연고를 바르거나 폼 종류를 붙여도 잘 낫지 않는다면, 그 사람의 피부 재생 능력이 부족하다는 말이다. 나는 이런 분들에게 피부 재생속도를 빠르게 하면서 염증을 줄여주는 영양소를 같이 복용하라고 권한다. 감마리놀렌산 40% 제품을 하루 두 번 드시게 하거나, 나노 커큐민에 프로폴리스가 함유된 제품을 같이 드시게 하여도 훨씬 빨리 회복된다. 피부뿐만 아니고 방광염이 자주 생기는 분들에게도 이 두 가지 제품을 드리면 가라앉는 경우가 많다. 또 아르기닌도 혈액순환을 촉진하여서 상처 재생을 빠르게 해주므로 상처가 오랫동안 잘 안 낫는다면 이런 영양소를 활용하면 좋다. 콜라겐이나 히알루론산 제제도 피부 재생능력을 향상시킨다.

그런데 구내염이 오랫동안 잘 안 낫고 재발한다면 면역력이 극도로 떨어져 있는 경우가 많다. 이런 분들에게는 구강의 유해균을 억제하기 위해서 유산균 생성물질을 물에 타서 가글 하다가 삼키거나, 충분한 혈액을 보강하기 위해서 헴철을 드리고, 또 면역력을 향상하기 위해서 아라비녹실란을 하루 두 포 공복에 드시게 한다. 그러면 몸 자체의 회복 능력이 생기므로 오랫동안 낫지 않던 상처가 낫게 된다. 그런데 너무 스트레스를 많이 받거나 신경이 예민한 사람은 심장의 열이 구강 쪽으로 올라와서 구내염이 생기는 사람도 있다. 이런 분들은 염증을 억제하는 감마리놀렌산이나 프로폴리스 외에 상체로 오르는 열을 내리기 위해서 미네랄 제제나 간을 잘 해독하는 성분을 드리기도 하고, 또 스트레스를 극복하는 데 도움을 주는 홍경천 제제도 활용한다. 사람마다 체질과 상황이 다 다르므로 그 사람에게 가장 적절한 영양소가 무엇인지 고려해서 선택하는 것이 좋다.

07
나이 들면
바로 이곳이 차이가 난다

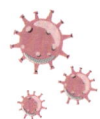

대식세포의 탐식 능력이 떨어지면 급성 염증반응이 종결되지 않고 염증성 사이토카인이 질질 새면서 염증 질환을 유발한다. 염증성 사이토카인은 동맥을 막히게 하고, 정맥과 림프를 늘어지게 하고, 모세혈관을 사라지게 한다.

죽상동맥경화는 심장, 뇌, 하지에 영향을 미치는데, 위장 모세혈관이나, 콩팥 모세혈관은 심장과 멀리 있다. 심장에서 멀수록 혈액 공급이 원활하지 않고, 혈관내피에서 산화질소(NO)가 잘 안 만들어진다. 동맥, 정맥은 3개 층으로 구성되는데, 혈관 건강에 가장 중요한 역할을 하는 곳은 혈관 내피이다. 혈관에 탄력을 부여하기 위해서는 내피세포에서 산화질소 생합성을 촉진해야 하는데, 이 과정을 돕는 영양물질이 아르기닌이다. 아르기닌은 혈관 내피세포를 보호한다. 만약 아르기닌을 생성하는 효소인 NOS(Natric Oxide Synthease)가 잘 작동하여서 산화질소가 순조롭게 발생한다면 그 모세혈관은 살아있는 것이고, 산화질소가 안 생긴다면 그 모세혈관은 곧 사라질 수 있다.

 염증성 사이토카인은 단백질인데, 혈관을 돌아다니다가 간으로 들어가서 간세포 수용체와 결합한다. 그러면 혈액 응고 인자인 피브리노겐을 만들게 되고, 피브리노겐이 혈액 안을 떠다니게 되는데, 내피세포가 끈적해진 혈액에 의해서 손상될 수 있다. 마치 씻는 물속에 모래 알갱이가 있다면 씻다가 상처를 입는 것과 같은 이치이다. 내피에서 산화질소에 의해서 신호 전달물질이 만들어지면 내피를 감싸고 있는 평활근이 이완되어 혈관에 탄력이 생기는 것인데, 염증성 사이토카인은 혈관 내피세포에 작용해서 산화질소 생합성을 억제하게 된다. 결과적으로 평활근의 탄력이 떨어지고, 또 내피와 평활근 사이의 콜라겐을 녹이게 된다. 이런 현상들이 합해져서 염증이 생기면 혈관의 탄력이 떨어지는 현상이 가속화된다.

 나이 들수록 혈관 탄력성이 차이 나는 이유는 산화질소 생산량이 줄어들고, 평활근의 탄력성이 감소하고, 콜라겐이 분해되므로 혈관이 느슨해지기 때문이다. 나이 들면 피부만 탄력성이 줄어드는 것이 아니라 혈관도 노화되는 것이다. 그러면 크기가 작은 LDL이 혈관 안으로 침투하여서 산화되고, 거품 세포가 된 뒤 죽상동맥경화로 이어지는 것이다. 이같이 혈관질환의 결정적인 요인으로 작용하는 것이 염증성 사이토카인이다. 염증성 사이토카인이 생기지 않게 하려면 선천면역을 담당하는 대식세포의 탐식 능력을 높이면 된다. 만약 크기가 작은 LDL이 세포 속으로 들어오더라도 탐식 능력이 좋아지면 염증성 사이토카인을 분비할 필요 없고, 결과적으로 죽상동맥경화가 생기는 원인 자체가 없어질 것이다.

현재 유수한 제약회사에서는 사이토카인을 억제하는 제제를 개발해서 죽상동맥경화를 치료하려고 연구 중이라고 한다. 즉 현대 의학도 사이토카인을 억제해야 염증과 혈관질환을 다스릴 수 있다고 판단하고 연구하는 것이다.

08
염증의 원천 장내 부패균

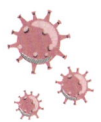

현대인의 식생활이 육류와 탄수화물을 많이 섭취하므로 지방간이 있는 사람들이 의외로 많다. 그런데 간의 지방 비율은 같지만, 어떤 사람은 단순 지방간 상태이고, 어떤 사람은 지방간염이 생긴다. 지방간염은 간경화로 이어질 수 있다. 단순 지방간이 지방간염으로 진행되는데 작용하는 요인으로는 지질 독성, 인슐린 저항성, 산화적스트레스, 장내 부패균 등이 있다.

장 누수 상태가 되면 여러 가지의 독소들이 장내로 유입되고, 장내 부패균의 부스러기들이 간 문맥을 통해서 간으로 이동하게 된다. 부패균인 그람 음성균의 부스러기 LPS가 간에 있는 대식세포의 수용체에 결합하면 마치 화재경보기를 울리듯 적군이 침입했다는 신호를 보내는데, 이것이 사이토카인이다. 즉 대식세포의 수용체가 부패균의 정보를 담은 LPS를 감지하는 순간 공격하기 위해서 사이토카인이라는 총을 쏘는 것이다. 그런데 이 싸움 과정이 단번에 끝나지 않고 장기전이 된다면, 만성 염증이 생겨서 결국 지방간염으로 발전하게 된다.

우리나라 사람의 30~35%가 지방간이라고 하는데, 이 중 일부는 단순 지방간이 아닌, 지방간염 상태로 간 수치가 높아지는데, 간 수치가 높아지는 가장 큰 원인이 장내 부패균이다. 장내세균에서 유래한 LPS가 폐의 수지상 세포를 자극하여 폐에도 염증을 유발한다. 부패한 장에서 유발한 LPS는 지방간을 지방 간염으로 심화시킬 수 있고, 폐에도 염증을 유발할 수 있다.

장내 부패균은 만성적으로 염증성 사이토카인 수치를 높이므로 만성 염증의 근원이라고 할 수 있다. 장이 건강해야 폐도, 간도, 피부도 건강할 수 있다. 기저질환이 있을수록, 나이가 들수록, 스트레스를 많이 받을수록, 부패균은 늘어나고 염증성 사이토카인이 늘어나게 되지만, 가장 기본적으로 장내 염증을 해결하지 않으면 백약이 무효이다. 부패균을 제거하고, 염증반응을 종결하는 게 건강의 근본이라고 할 수 있다. 장에서 유래

염증 종결 실패의 결과

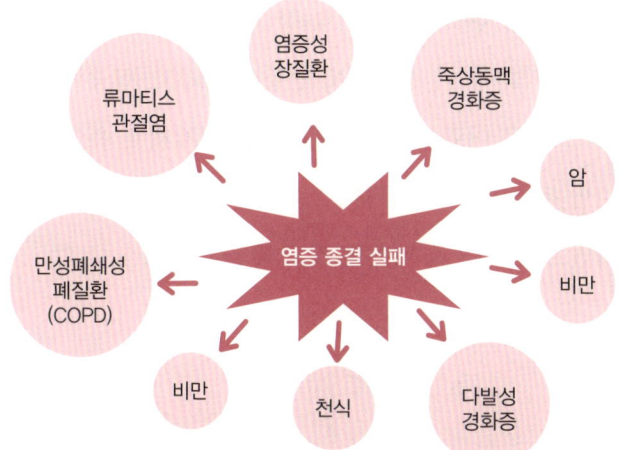

출처: 염증 종결 현상과 이를 활용한 신약 개발(분자세포생물학 뉴스:이창훈 동국대학 약학대학 연구실)

한 염증성 사이토카인은 장-뇌축을 교란해서 두통, 우울증, 불면증, ADHD, 공황장애, 치매, 파킨슨병까지 유발할 수 있다.

단순히 장내의 유해균만 억제하는 프로바이오틱스가 아닌 근본적으로 장 깊숙이 박힌 유해균을 몰아내고 나만의 고유 유익균을 늘려주는 유산균 생성물질은 만성 장 누수, 폐 기능이 안 좋은 사람, 간 기능이 안 좋은 사람, 만성 피부염으로 고생하는 사람들에게 도움이 될 것이다.

요즈음 아이들이 패스트푸드와 차가운 음료, 아이스크림 등 장에 해로운 음식을 자주 섭취하므로 장 기능이 안 좋은 경우가 많다. 장 기능이 약하면 키 성장에도 영향을 미치고, 집중력도 떨어지게 된다. 요즈음 어린이가 먹기 좋은 햄철 제제에 유산균 생성 물질이 결합 된 제품도 출시되므로 아이들이 건강하게 잘 자라기를 바란다면 이런 제품을 먹이는 것도 좋을 것이다.

09
염증이 당뇨병, 고혈압을 유발하는 이유

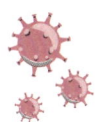

몸의 어딘가에 염증이 생기고 아프다면 좋아할 사람은 아무도 없겠지만 사실 염증반응은 우리 몸이 외부의 침입이나 자극으로부터 지켜내는 과정이라고 할 수 있다. 염증은 손상된 세포를 치료하기도 하지만, 오래가는 염증은 오히려 세포의 모양을 변화시켜서 세포에 타격을 주기도 한다.

염증이 있으면 염증 매개물이 증가한다. 염증이 생기면 간에서 CRP를 생산하는데, 폐에 염증이 생겨도 간에서 CRP를 생산한다. 그런데 류머티스 관절염은 오래되면 세포의 모양이 변하기 때문에 관절의 변형이 온다. 관절의 변형을 막기 위해서 처방되는 약 중 소염진통제인 앤세이드(NSAID)는 프로스타글란딘의 생성을 억제하고, 스테로이드는 사이토카인의 생성을 억제한다. 하지만

NSAID 투여로 염증 수치인 CRP를 낮추기는 힘들다.

  염증성 사이토카인은 세포의 모양을 바꿀 수 있는 염증 매개체인데, 염증성 사이토카인 중 티앤에프 알파(TNF-알파)가 가장 많은 세포 변형을 유도한다고 알려져 있다. 염증은 세포의 기능을 떨어뜨리고, 세포의 모양을 변화시키고, 세포를 죽이기까지 한다. TNF에서 NF(Necrotic Factor)는 종양 괴사성 인자를 말하는데, 세포를 죽이는 단백질이라는 뜻을 내포하고 있다. 염증이 있으면 혈압이 올라가고, 혈당이 높아지고, 콜레스테롤이 증가한다. 염증은 혈관 내피세포에서 발생하는 산화질소(NO) 생성을 떨어뜨려 혈관을 딱딱하게 만들기 때문에 혈압이 올라가는 것이다. 산화질소는 혈관을 확장하여 혈액순환을 촉진하는 역할을 한다. 고혈압이 생기는 원인은 무수히 많겠지만, 염증이 주요 원인이 될 수 있다.

  만병의 근원은 염증이다. 당뇨병도 만성 염증에서 유발된다. 만성 염증은 인슐린 저항성을 일으키고 결과적으로 혈당을 높인다. 즉 밥을 먹어도 그 밥 속에 들어있는 포도당이 세포 안으로 들어가지 못해서 힘을 못 쓰고, 혈액 속의 혈당이 올라가는 것이 인슐린 저항성이고, 당뇨병이다. 인슐린 저항상태를 일으키는 근본 물질은 내장 지방이다. 내장비만이 있으면 지방 자체가 염증 덩어리이므로 염증성 사이토카인이 인슐린 수용체에 결합해서 인슐린 저항상태를 만들어 버린다.

이같이 인슐린 저항성을 유발하는 염증 매개체도 TNF-알파다. TNF-알파는 인슐린 수용체에 저항성을 유발하여서 포도당이 들어가는 관문을 비활성화시켜 버린다. 책의 뒤편에서 언급하지만, 염증은 체내의 철분 이동통로를 막아서 철분의 사용을 제한하는 작용이 있는데, 음식으로 섭취한 포도당의 흡수 통로까지 막다니 염증이 우리 몸에 끼치는 해악(害惡)은 너무나 크다고 할 수 있다. 그러므로 만성 질환에서 벗어나려면 염증부터 잡아야 할 것이다.

염증에서 유발된 인슐린 저항성은 결과적으로 포도당이 근육 내로 들어가지 못하게 하고, 혈액 내에 남아서 고혈당을 유발한다. 이렇게 내장비만은 염증을 유발하고, 당뇨병을 유발할 수 있으므로 당뇨병을 고치려면 염증을 잡아야 고친다는 인식을 가질 필요가 있다.

류머티스 관절염에 걸리면 콜레스테롤이 자연적으로 높아진다. 그리고 심장마비로 사망하게 된다. 류머티스 환자의 콜레스테롤을 높이는 염증 매개체도 역시 NF-알파이다. 고지혈이 생기는 원인은 무수히 많겠지만 염증이 가장 큰 원인이라고 볼 수 있다.

고혈압이 생기는 이유를 더 생각해 보면 장에서 유래한 염증성 사이토카인은 혈액을 끈적하게 하고, 미세하게나마 적혈구침강속도(ESR)를 높여서 혈액의 점성을 높이고, 혈관 내피세포의 산화질소(NO) 생합성을 억제해서 혈관의 탄력을 떨어뜨리고 딱딱하게 만든다. 결국, 염증성 사이토카인에 의해서 혈관 내피세포의 변형이 유발되는 것이다. 이러한 현상이 꾸준하게 진행된다면 혈압은 높아지는 쪽으로 치우칠 것이다. 고혈압 환자가 프로바이오틱스를 꾸준히 먹어준다면 장내 염증을 억제하여서 고혈압으로 진행되는 것을 예방하는 데 어느 정도 도움을 줄 것이다.

염증은 세포의 기능을 떨어뜨리고, 세포의 모양을 변화시키고, 세포를 사멸시키기도 한다. 혈관 내피세포에도 염증이 생긴다면 이것을 메꾸기 위해서 콜레스테롤이 출동할 것이고, 그럼 점점 혈전이 형성되므로 혈액순환이 원활하지 못하게 되고, 마침내 혈압이 올라갈 것이다. 만약 염증이 없다면 염증으로 인해서 생긴 혈관 내피의 상처를 복구하기 위해서 콜레스테롤이 출동할 일이 없어질 것이다. 그러므로 콜레스테롤을 낮추기 위해서 스타틴 약을 먹는것 보다 근본 원인인 염증을 없애는 것이 급선무라고 할 수 있다. 염증은 혈압도 높이고, 혈당도 높이고, 콜레스테롤도 높인다. 이같이 고혈압, 고혈당, 이상지질혈증 등 만성 질환을 일으키는 공통적인 원인이 염증성 사이토카인이라고 할 수 있다.

염증을 줄이면 만성 대사성 질환이 줄어들 수 있다. 미세염증은 세포막의 조성에 따라서 그 강도가 변하기도 하고, 장내 세균총에 따라서도 그 강도가 변한다. 장내 염증을 억제하고, 당뇨, 고지혈, 고혈압 같은 만성 질환에 적용할 수 있는 식물성 포스트바이오틱스, 전칠삼, 나토키나제, 오메가-3 등으로 만성 염증을 줄여보면 좋을 것 같다.

10
심혈관 질환 예방과 면역력

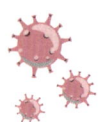

 혈관내피의 염증은 동맥경화, 뇌경색, 심근경색 같은 혈관질환뿐만 아니고, 고혈압, 당뇨병 같은 만성 질환을 유발하고, 발기부전, 수족냉증 같은 말초혈관질환을 유발하며, 만성 신장 질환, 치매나 황반 변성 같은 질환도 유발한다. 그러므로 혈관내피를 염증으로부터 지키는 것이 여러 가지 만성 질환을 예방하는 최선책이 될 것이다. 혈관 내피세포의 기능이 저하되는 원인으로 고혈압, 이상지질혈증, 당뇨병 등 삼고(三高) 질환, 고령, 활동 저하나, 호모시스테인 수준이 높아지는 것, 비만 외에 최대 원인이 염증이라고 할 수 있다.
 혈액 검사상 염증 수치인 CRP나 적혈구 침강속도인 ESR이 높아지면 염증이 생긴 것으로 판단할 수 있다. 우리나라에서 심장

마비, 뇌졸중으로 사망하는 사람은 1년에 2~3만 명에 이를 정도로 암 다음으로 발병률이 높은 실정이다. 염증은 혈관 내피세포와 혈액순환에 큰 영향을 끼친다.

염증이 생기면 먼저 혈액이 끈적해지고, 이어서 적혈구 침강속도인 ESR이 증가한다. 혈액은 평소에 델타 마이너스 전하를 띠고 있으므로 서로 반발력이 생겨서 적혈구끼리 달라붙지 않는데, 염증이 생기면 피브리노겐이 증가하게 되고, 적혈구 간 반발력을 유지하는 전하가 없어지면서 적혈구끼리 엉겨 붙게 된다. 혈액들이 심하게 엉겨 붙어서 마치 엽전을 꿴 것 같다고 하여서 적혈구 연전 현상이라고 표현하기도 한다. 염증에 의해 동맥질환의 끈적한 혈액은 혈관 내피세포에 손상을 가해서 느슨하게 만들어 버린다.

산소 공급을 받지 못하는 내피세포는 죽어버리는데, 결과적으로 내피세포가 위축된다. 그러면 내피세포를 감싸고 있는 평활근이 딱딱해지면서 동맥경화가 생기게 된다. 이렇게 평활근 세포가 딱딱해진 것을 동맥경화라고 한다. 반면 죽상동맥경화란 평활근 세포가 딱딱해질 뿐만 아니라 내피세포와 평활근 사이에 침착된 콜레스테롤을 비롯한 찌꺼기가 생겨서, 이것이 내피세포를 뚫고서 혈관 내로 침투하는 상황을 말한다. 동맥경화는 나이 들면 대부분 진행되지만, 죽상동맥경화가 생기는 사람은 심혈관 질환 위험률이 높아질 것이다.

뇌졸중, 심장마비의 원인 1순위를 고콜레스테롤현상이라고 하고, 예방약으로 스타틴을 처방한다. 하지만 2순위를 염증으로 보고 있다. 스타틴은 콜레스테롤 합성을 차단하는 기전을 가지고, 에제테미브는 음식 에서 유래된 콜레스테롤 합성을 차단하는 기전을 가진다. 만약 근본 원인인 염증을 억제해서 혈관질환을 예방하거나 치료하는 약물이 개발된다면 획기적인 일이 될 것이다.

삼고(三高) 질환은 기본적으로 염증이 따라오게 된다. 미세염증 수치인 hsCRP가 올라가면 심장마비가 생길 확률도 올라간다. 급성염증이 생기면 CRP가 올라가지만, 고혈압 당뇨와 같은 만성질환은 hsCRP를 올린다, 만약 혈관 내피세포에서 산화질소(NO)가 잘 나온다면 내피세포가 짱짱해지고 내피세포 사이에 틈이 생기지 않을 것이다. 그런데 40~50대가 넘어가면 자연스레 산화질소 발생량이 50%로 급감하게 된다. 혈관내피세포를 뚫고서 침투하는 콜레스테롤은 저밀도 콜레스테롤이다. 중성지방(TG)의 수치가 고밀도 콜레스테롤인 HDL 수치의 두 배가 넘는다면 혈관 내피에 염증이 많이 생겼다고 짐작할 수 있다.

산화된 LDL이 혈관을 뚫고 들어오더라도 면역력이 좋아서 대식세포가 잘 잡아먹는다면 거품 세포가 생기지 않을 것이다. 대식세포가 산화된 LDL을 잡아먹는 과정에 염증성 사이토카인이 나오게 되는데, 완전히 잡아먹어서 없애지 못하면 거품 세포가 만들어지고, 동시에 MMP가 나와서 콜라겐 층을 녹인다.

M1 타입 대식세포가 이물질인 작은 크기의 LDL을 제대로 잡아먹지 못한다면, 경동맥이 점점 두꺼워진다. 다행히 충분히 이물질을 탐식한다면 M2 타입 대식세포가 활성화되어서 염증반응을 종결하게 되므로 죽상 동맥 경화반이 점점 줄어들고 경동맥이 얇아질 것이다.

하지만 대식세포의 탐식 능력이 시원치 않아서 염증반응이 오래 끌게, 된다면 염증반응을 종결하는 대식세포 M2가 출동할 상황이 못 되고, M1이 질질 새면서 만성 염증 상태가 유지된다. 그러면 거품 세포가 모여서 플라크를 만들고. 이게 MMP[9] 효소에

---

9 MMP: Matrix Metallo Proteinase, 콜라겐 분해효소

죽상 동맥경화 형성 과정

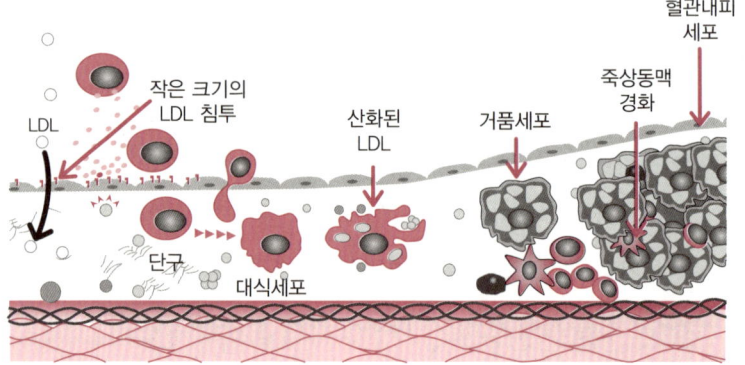

출처: Author Information and Affiliations

의해서 녹아서 터지게 되면 한순간에 심장마비, 뇌졸중 상황이 도래할 수 있다. 상상만 해도 끔찍한 상황이다. 염증이 커질수록 플라크가 터져 혈액으로 쏟아져 나올 확률이 높아질 것이다.

이같이 혈관질환은 곧 면역질환이라고 말할 수 있다. 즉 대식세포의 탐식 능력이 향상되면 이물질이 유입되더라도 즉시 면역력이 가동되어서 처리해 버리므로 거품 세포나 동맥경화반이 쌓일 확률이 줄어들 것이고, 심혈관, 뇌혈관 질환으로 이어질 확률도 낮아진다. 면역력 향상이 혈관질환 예방에 직접적인 영향을 준다는 사실을 기억해야 할 것이다. 즉 혈관질환을 예방하려면 면역력부터 높여야 한다.

11
염증은 근육 감소를 유발한다

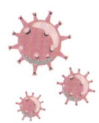

피로는 정신적인 피로와 육체적인 피로로 나눌 수 있다. 염증은 먼저 뇌를 피곤하게 한다. 아무리 바빠도 정신적으로 안정이 되면 별로 피곤한 줄 모른다. 하지만 육체적으로 힘을 안 쓰더라도 스트레스를 받으면 급격하게 피곤해진다. 뇌신경이 흥분되기 때문이다. 뇌가 흥분하는 것은 가바(GABA) 수용체는 억제되고, NMDA 수용체가 활성화되어서 그런 것이다. 염증이 생기면 세로토닌 경로가 아니라 키뉴레닌 경로로 가게 되고, NMDA 수용체를 자극하게 된다. 흥분성 신경전달물질은 NMDA 수용체를 활성화하므로 여러 가지 정신적인 문제를 유발한다.

대부분의 정신 신경계 질환자의 뇌에는 NMDA 수용체가 활성화되어 있다. 그것이 치매든, 불면증이든, 우울증이든, 강박증이든 마찬가지이다. 그런데 트립토판에서 세로토닌을 만들기 위해서는 철분과 엽산을 공급해야 한다. 만약 혈액이 부족해서 저산소증이 되면 행복 호르몬인 세로토닌이 안 만들어지고 키뉴레닌 경로로 갈 확률이 높아진다. 결국, 세로토닌, 도파민, 노르아드레날린 같은 모노아민의 대사가 잘 안되어서 정신질환이 생기는 것인데, 혈액 부족에 의한 저산소증 상태가 되면 이런 물질들이 잘 안 만들어지는 것이다.

신경전달 물질을 합성하기 위해서는 엽산과 비타민B12가 단짝처럼 필요하고, 비타민 B6도 필요하다. 그리고 혈액을 통해서 철분이 공급되어야 한다. 엽산의 엽은 한자(漢字)로 잎사귀 엽(葉)인데, 주로 초록색 채소에 많이 함유되어 있다. 요즘 젊은이들이 채소를 잘 안 먹어서 뇌신경이 과잉 흥분상태가 되고, 차분하지 못하다는 생각이 든다. 그리고 영양 과잉으로 여러 가지를 많이 먹는다고 하여도 진정으로 혈액을 만드는 영양소는 부족한 식사를 하는 경우가 많다. 레드비트는 혈액처럼 붉은빛을 띠는데, 천연 엽산이 풍부해서 챙겨 먹으면 좋다.

두 번째 피로의 원인은 육체적인 문제로, 염증은 근 감소를 유발한다. 근육을 늘려주는 것은 성장호르몬, 성호르몬, 인슐린이다. 성호르몬은 아나볼릭 호르몬으로 단백 동화호르몬이다. 남성 호르몬은 근육을 잘 발달하게 만든다. 여성은 폐경기가 되면 근육이 줄어들고 지방은 늘어나는데, 여성 호르몬도 단백 동화호르몬에 속한다. 50대부터는 재테크도 좋지만, 근테크가 더 중요한 것 같다. 근육을 지켜야 건강 장수가 가능해진다.

나이가 들면 뇌력도 약해지고, 근력도 약해지고, 해독력도 약해지고, 피부도 처지고, 관절도 녹아내린다. 거기다 혈관도 약해진다. 염증은 뇌를 피곤하게 하고, 육체도 피곤하게 한다. 스트레스로 인해 유발된 코티졸과 염증성 사이토카인은 육체를 구성하는 근육을 녹아내리게 한다. 몇 년 심한 스트레스를 받은 사람이 오랜만에 지인들을 만나게 되면 왜 그렇게 늙었냐는 소리를 듣기 마련이다. 그리고 심장마비나 뇌졸중의 간접적인 요인이 근 감소인데, 심장을 움직이는 평활근이 감소하면 심장 수축력이 떨어지므로 근 감소가 사망원인이 되는 것이다.

현재 근감소증 치료제는 없지만, 앞으로 개발될 것으로 예상해본다. 염증성 사이토카인을 억제하면 근감소증 예방에 도움이 될 것이다. 근육의 주요 구성성분인 분지아미노산[10]은 성장호르몬, 성호르몬, 인슐린 등이 분비되어야 근육으로 들어가서 사용된다.

50, 60을 넘어서 분지아미노산 제품이나 우유 등을 먹어도 이러한 호르몬이 부족하면 근육으로 들어가 사용되지 못하고 혈액을 떠돌 수 있다. 그런데 염증은 이렇게 근육을 형성하는 유익한 호르몬들의 분비를 감소시키게 된다. 그러므로 근육을 지키기 위해서 운동도 하고, 단백질 섭취도 중요하지만, 염증을 억제하는 게 필요하다. 염증을 억제하려면 대식세포의 탐식 능력을 활성화해야 하므로 면역력이 중요하다는 사실을 기억해야 한다.

---

10 분지 아미노산: BCAA: 류신, 발린, 이소류신

2장

혈관질환의 주범은 염증이다

01
심혈관 질환을 유발하는
두 가지 가설

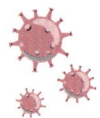

혈관에 노폐물이 끼는 원인에 대한 가설 중 지질 가설이 가장 유력한 이론이었다. 콜레스테롤이 높아지는 원인을 콜레스테롤이 많이 들어있는 식품, 즉 포화지방산 많이 들어있는 식품을 많이 먹어서 그렇다고 주장했다. 1953년 안셀키즈 박사가 콜레스테롤과 포화지방산이 비만과 심혈관 질환의 주범이라는 소위 〈지질 가설〉을 발표했다. 반면 〈염증 가설〉은 혈관 내 염증이 많아져서 콜레스테롤이 높아진다고 주장한다.

고지혈증 1차 예방약이라고 말하려면 주 적응증인 심장마비가 안 나타나게 해야 한다. 2차 예방약의 기준은 심장마비를 예방하는 약으로 인정받아야 한다. 이 점을 고려해 보면 스타틴은 1차 예방약으로 사용하기에는 근거 수준이 낮고, 실제로는 심장마비는 없는데 콜레스테롤 수치가 높아서 심장마비가 오는 것을 예방하기 위해서 처방받는 2차 예방약이라고 볼 수 있다.

LDL 콜레스테롤 수치는 스타틴 처방의 주요 포인트라고 할 수 있는데, 정상 수치는 LDL 100~130이므로 100보다 더 낮다면 혈관질환의 위험도가 낮다고 할 수 있고, LDL 130 미만, 중성지방 150 미만이면 지질 프로파일이 좋다고 판단한다.

중등도 위험군은 심혈관계 위험인자가 두 개 이상이 있는 것을 말하는데, LDL 수치 130 이하를 목표로 한다. 고위험군은 경동맥질환이나 복부 대동맥류가 있는 사람, 당뇨병이 있는 사람들을 말하는데, LDL 수치를 100 미만을 목표로 한다. 초 고위험군은 관상동맥질환이나 허혈성 뇌졸중 있었던 사람들을 말하는데, 재발 방지를 위해서는 LDL 수치를 70 미만을 목표로 한다.

* 심혈관계 위험 인자

1. 혈압이 140/90 이상
2. 고혈압약 복용 중이거나, HDL이 40 이하
3. 남자 45세 이상, 여자 55세 이상

4. 부모 형제, 자매 중에서 남자 55세 미만, 여자 65세 미만에서 관상동맥질환이 발생한 적이 있는 사람
5. HDL 수치가 60 이상이라면 보호 인자로 간주하여서 위험 인자에서 한 개를 감해서 계산한다.
6. 흡연하면 위험 인자 한 개를 추가한다.

이쯤 되면 아마 대부분 50대 이상의 사람들이 위험 인자를 두 개 정도 가지고 있으므로 중등도 위험군에 포함될 것이다. 여기에서 흡연까지 한다면 위험 인자가 한 개 추가되는 것이므로 LDL 수치를 130 미만으로 낮춰야 한다.

스타틴을 10명 투여할 때 10명이 효과가 있어야 근거 수준이 A라고 한다. 초 고위험군은 스타틴을 투여하는 근거 수준이 A로 나온다. 하지만 대부분의 스타틴 처방 환자의 근거 수준이 낮은 편이고, 단지 심장병 예방 목적으로 투여하는 것이다. 기준을 참고하면 90% 정도가 스타틴의 과잉 처방이라고 생각할 수 있지만, 중등도 위험군과 저 위험군에도 당연한 듯이 처방되는 게 현실이다.

사실 콜레스테롤은 우리 몸에서 꼭 필요한 성분 중 하나이다.

뇌의 90%가 콜레스테롤(인지질 형성)로 구성되어 있고, 세포막도 콜레스테롤 성분이 주원료이다. 신경을 감싸는 신경막도, 남성 호르몬의 구성요소도 콜레스테롤이고, 여성 호르몬, 스트레스 호르몬인 코티졸, 비타민D, 담즙산 등 우리 몸의 주요 구성성분이 모두 콜레스테롤로 이루어져 있다.

스타틴[11]은 콜레스테롤 합성을 차단하는 약물이다. 하지만 콜레스테롤 합성을 차단하다 보면 코엔자임큐텐 (Co-enzyme Q10) 같이 심장을 보호하는 좋은 항산화제까지 차단하는 단점이 있다. 스타틴 과잉 처방으로 몸의 중요한 구성요소가 부족해질 수도 있을 것이다.

스타틴을 과잉으로 복용하게 되면 뇌 기능 장애나, 성호르몬 생성이 잘 안될 수 있고, 무엇보다 근육통이 올 수 있다. 신경 형성에도 문제가 되어서 찌릿찌릿한 증상이 생길 수도 있다. 스타틴 과잉 복용으로 인한 근육통은 주로 몸통에서 나타나는데, 좌우 대칭적으로 나타난다. 양쪽 어깨라든지 골반이나 허벅지 등이다. 육체적으로 너무 많이 움직여서 나타나는 근육통은 주로 많

---

11 스타틴: HMG-CoA reductase 억제제

이 사용한 쪽에 통증이 생기므로 스타틴 과잉 복용으로 인한 근육통과 구별할 수 있다. 단 중증 혈관 질환자들은 담당 주치의와 잘 상의하는 것이 좋을 것이다.

콜레스테롤이 높은 사람들은 무조건 스타틴을 처방받아서 먹기보다 먼저 경동맥 초음파를 해보면 혈관 벽에 콜레스테롤이 얼마나 침착됐는지 판단하기 쉽다. 경동맥 초음파를 해서 혈관 벽의 두께[12]가 0.7mm 미만이라면 처방 약을 한번 고려해 보는 게 좋을 것이다. 경동맥 초음파 결과 혈관 벽의 두께가 1mm 이상이면 뇌졸중 위험이 여성은 5.5배, 남성은 3.6배 높아진다. 그리고 3년 안에 급성 심근경색 발병 확률이 2배로 증가한다. 특히 64세 이상은 혈관 벽 두께가 1.18mm 이상이면 혈관질환 위험이 4배로 높아진다고 하니 경동맥 두께 검사를 정기적으로 해보는 것이 혈관질환 예방과 관리에 도움이 될 것이다.

경동맥의 경화 과정을 보면 초기에는 경동맥 벽이 두꺼워진다. 동맥벽은 물론 정맥보다는 두껍지만, 동맥벽 자체가 인슐린 저항성에 의해서 좀 더 두꺼워진다. 이렇게 두꺼워진 동맥 혈관에 손

---

12 혈관 벽의 두께: 경동맥 내막-중막 두께

상이 생기게 되면 그 손상된 부위를 막아서 치료하려고 할텐데, 콜레스테롤도 손상 부위 쪽으로 가서 손상 부위를 복구하려고 할 것이다. 결과적으로 혈소판과 섬유소가 손상된 부위에 응집되고, 차차로 혈전이 만들어지는 것이다.

그다음에 생성된 혈전이 부서지기도 하는데, 뇌혈관은 경동맥을 통해서 뇌로 올라간다. 처음에는 작은 혈전이 부서져서 부서진 혈전이 뇌로 올라가서 뇌의 작은 동맥을 막기 때문에 가벼운 뇌경색이 생긴다. 만약 큰 혈전이 뇌로 올라간다면 큰 뇌경색이 발생하기도 한다. 뇌 쪽에 혈관이 막히면 뇌졸중이 되고, 경동맥의 분지 된 부분에 혈전이 끼게 되면 뇌경색이 일어나게 되는 것이다.

관상동맥의 혈류가 좋지 못해서 혈관이 막힌다면 심근경색, 협심증이 올 것이다. 심장의 관상동맥은 오른쪽으로는 한 가닥이 나오고, 왼쪽으로는 두 가닥이 나온다. 관상동맥이 갈라진 곳이 혈전이 잘 끼는 부분이다. 관상동맥 부분에 혈전이 끼게 되면 심장이 괴사 되고 만다. 뇌졸중이나 협심증 등 중요 질환이 생긴다면 시술을 받기도 하고 전문약을 처방받아서 복용하기도 하지만 다시 막힐 확률이 높으므로 꾸준한 예방을 위한 노력이 필요하다.

죽상동맥경화는 지질 가설과 염증 가설로 설명할 수 있지만, 스타틴은 지질 가설을 기반으로 한 약물이다. 하지만 제약회사에서는 염증 가설을 바탕으로 염증을 억제함으로써 죽상동맥경화를 억제하는 약물을 찾고 있다고 한다. 내피세포를 뚫고 들어온 산화된 LDL 콜레스테롤은 대식세포에 의해 탐식 되어서 플라크가 되고, 죽상동맥경화로 이어진다. 대식세포가 LDL 콜레스테롤을 탐식하는 원인은 산화된 LDL에서 활성산소가 발생하기 때문이다. 이 활성산소를 없애기 위해서 대식세포에서 염증성 사이토카인을 뿜어내는 것이다. 결론적으로 면역력이 높고, 염증이 없어야 염증성 사이토카인이 안 뿜어져 나올 것이고, 혈관질환도 예방할 것이다.

콜레스테롤이 높다고 나쁜 것이 아니다. 콜레스테롤은 혈관 내피에 염증이 생기면 그것을 복구하기 위해서 출동하는 염증 수리공이라고 할 수 있다. 그러므로 무조건 처방 약을 먹어서 콜레스테롤 수치를 낮출 것이 아니라 먼저 염증이 생기지 않게 조처한다면 콜레스테롤이 높아질 이유가 없어질 것이다.

02
LDL 타입에는 두 가지가 있다

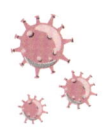

LDL 콜레스테롤이 무조건 나쁘다고 생각하기 쉬우나, 꼭 그런 것은 아니다. 다음 그래프를 살펴보면 콜레스테롤이 높아지면 심장질환 사망률이 높아진다. 하지만 콜레스테롤이 너무 낮아도 사망률이 높아지는 것을 알 수 있다.

콜레스테롤이 너무 높아지면 관상 동맥질환이나 뇌졸중 위험이 증가하지만, 너무 낮아도 사망률이 급격하게 올라가는 것을 볼 수 있다. 콜레스테롤은 나쁜 것이 아니라 우리 몸에 꼭 필요한 것인데, 과도하면 안 좋은 것이다.

그런데 콜레스테롤이 두 가지 형태를 띠고 있다는 것을 아는 분들은 많지 않을 것이다. LDL은 두 가지 타입이 있는데, 크기가

혈중 콜레스테롤 농도와 사망률

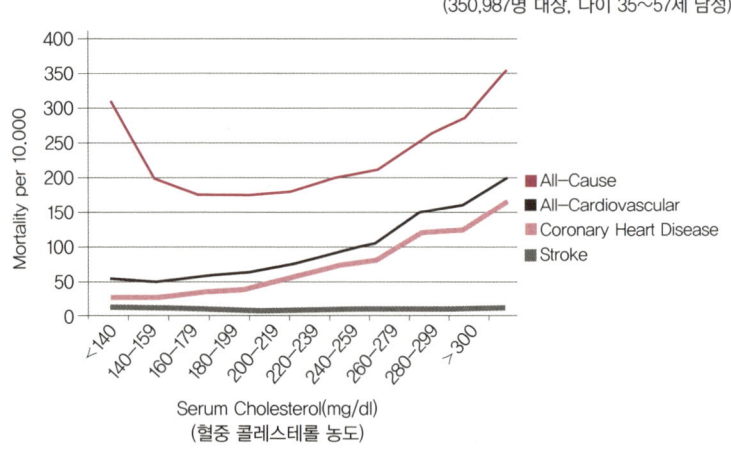

출처: Iso H, et al. N Engl J Med. 1989 Apr 6;320(14):904-10.

큰 A타입과 크기가 작은 B타입, 두 가지가 있다. 패턴 A타입과 패턴 B타입이라고 부른다. 만약 체에 돌가루를 친다면 큰 돌은 체 위에 남고 작은 알갱이나 가루는 채 밑으로 떨어질 것이다. 같은 이치로 크기가 큰 LDL은 혈관 내피를 뚫고 들어가기 어렵지만, 크기가 작은 LDL은 혈관 내피를 뚫고서 들어가서 혈관에 문제를 일으킬 확률이 높다.

즉 콜레스테롤 모두 위험한 것은 아니고, 작은 타입의 LDL이 혈관을 뚫고 들어가서 어떤 요인에 의해서 산화가 되면 다량의

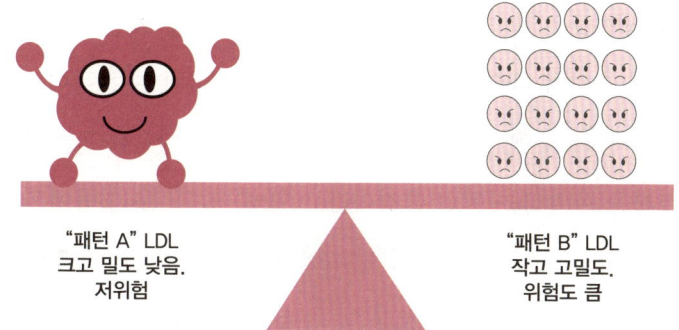

출처: December 25, 2018 BY SPAO – 98 COMMENTS

활성산소가 발생하게 되고, 이것들이 모여서 거품 세포를 만들게 된다. 산화된 LDL은 그 자체가 인체의 이물질로 작용하므로 대식세포가 이물질을 탐식하려고 면역반응을 일으킨다. 즉 크기가 작은 LDL을 대식세포가 보면 나쁜 놈이라고 인식하고 잡아먹어서 없애려고 한다는 것이다. 그런데 대식세포의 탐식 능력이 약해서 모두 잡아먹지 못하면 거품 세포가 되어서 혈관 내벽에 쌓인다. 이것이 쌓이다 보면 나중에 죽상동맥경화가 만들어지는 것이다. 즉 LDL이라고 해서 모두 해로운 것은 아니고, 크기가 작은 타입의 LDL이 해로운 것이다.

그런데, 포화지방은 의외로 LDL 수치와는 무관하다. 포화지방산은 크기가 큰 패턴 A 형태의 콜레스테롤을 만든다고 한다. 그러니 삼겹살을 좀 먹는다고 해서 그렇게 해로운 것은 아니라는 뜻이다. 오히려 탄수화물이 문제가 되는데, 단순 탄수화물이 가장 문제이다. 특히 액상과당은 패턴 A를 패턴 B로 만든다고 하니 혈관질환을 유발하는 원인 물질이라고 할 수 있다. 우리 몸에서 콜레스테롤 수치를 높이는 주범이 바로 액상과당이라고 할 수 있는데, 포도당보다 과당은 구조상 당 독소를 더 잘 만들어서 혈액독으로 작용해 혈관에 염증을 일으킨다. 달걀이나 게나 가제 등의 갑각류, 오징어 등의 음식이 문제가 아니라 액상과당이 많이 함유된 케이크, 빵, 과자류, 잼, 사이다, 콜라 등등 이런 음식들이 인슐린 저항성을 유발하고 콜레스테롤 수치도 높인다.

만약 LDL 수치가 200이라고 하더라도 패턴 A로 되어있다면 큰 문제 되지 않는 것이고 건강상의 리스크가 별로 없다. 그러니 단순히 콜레스테롤 수치에 너무 예민할 필요는 없다.

03
중성지방 130이 넘어가면 위험한 이유

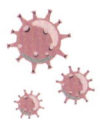

다음 그래프를 살펴보면 약간 이상하게 생각될 수 있다. 중성지방 130이 넘어가면 LDL 입자의 개수는 많아지지만, 오히려 LDL 콜레스테롤 수치가 내려간다.

CETP(cholesteryl ester transfer protein) 효소는 HDL과 다른 지단백 사이에서 콜레스테롤을 교환해 주는 역할을 하는 단백질이다.

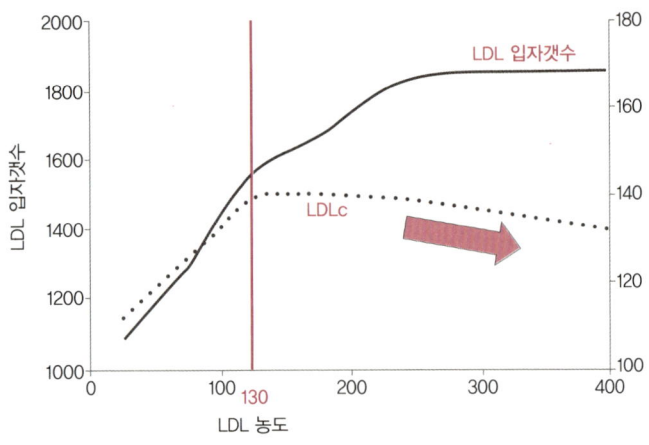

LDL 입자갯수 = apoB지단백의 양(mg/dl)

    중성지방의 농도가 높다면 간에서는 비록 크기가 큰 패턴 A 형태의 콜레스테롤이 만들어져도, 혈액에서 CETP 효소가 작동해서 크기가 작은 패턴 B 형태로 바뀐다. 그러니 LDL 수치가 130이 넘으면 콜레스테롤 수치는 낮아졌지만, 콜레스테롤의 형태가 작은 타입인 패턴 B로 바뀌어서 혈관 내피를 뚫고 들어가서 죽상동맥경화를 유발할 수 있다.

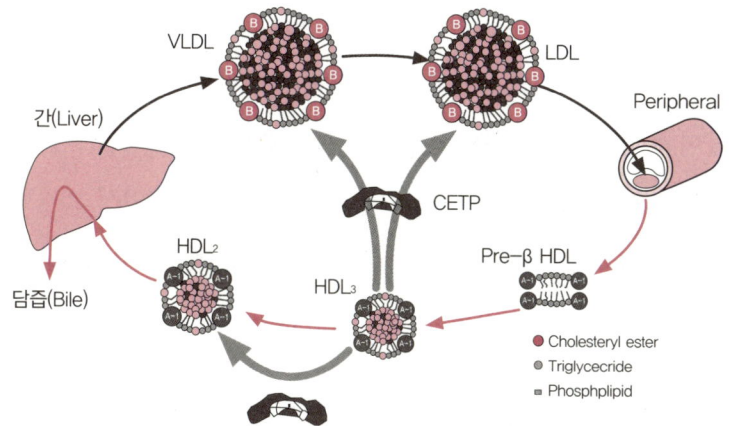

출처: GT health, Wise Endocrine & Obesity Care

중성지방의 수치가 높을 때 스타틴을 처방받아 먹는 사람이 많지만, 사실 한국인들에게 훨씬 잘 맞는 약은 CETP 저해제(inhibitor)라고 한다. 만약 이런 약이 개발된다면 획기적이고, 스타틴보다 혈관질환에 더 근본적인 대책이 될 것이다. LDL 수치 그 자체보다 크기가 작은 B타입이 가장 문제인데, 패턴 A에서 패턴 B로 전환되지 않는다면 건강에 문제를 일으키지 않을 것이다. 영양소로 CETP 효소가 작동하지 않게 하는 방법은 중성지방을 낮추는 방법인데, 질 좋은 오메가-3를 먹으면 LDL의 크기를 크게 해주는 효과가 있어서 건강에 매우 유익하다고 할 수 있다. 즉 오메가-3는 LDL의 타입을 보다 안전한 A타입으로 바꿔준다.

반면 미국 사람들은 스타틴 처방이 필요한 사람이 많다고 한다. 미국인들은 LDL 크기를 키우기가 힘들고, 유전적으로 패턴 B 형태의 콜레스테롤을 가지고 태어나는 경우가 많다. 그만큼 백인들이 동양인보다 심혈관 질환에 더 취약하다고 할 수 있다. 서양인들은 유전적으로 B타입의 LDL을 가진 사람이 많아서 스타틴 처방이 필요한 사람이 많고, 우리나라 사람 중에서도 유전적으로 심혈관 질환을 앓는 가계는 B타입일 확률이 높다. 이런 유전적인 요인이 있다면 더욱 꼼꼼하게 스타틴 등 처방 약을 잘 챙겨 먹는 게 좋고, 운동이나 식습관 조절이 필요할 것이다.

04
콜레스테롤이 많이 함유된 음식은 과연 무엇?

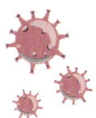

　콜레스테롤은 식사를 통해서 300mg 정도 섭취되는데, 전체 콜레스테롤의 약 20% 정도에 해당한다. 반면 간에서는 1,000~1,200mg의 콜레스테롤이 합성되는데, 전체 콜레스테롤 중 70~80%가 간에서 합성되는 것이다. 삼겹살에 소주를 마시거나, 새우, 달걀 등을 많이 먹으면 콜레스테롤 수치가 확 올라갈 것 같지만, 사실 식사를 통해서 콜레스테롤이 올라가는 비율은 20%밖에 되지 않는다. 만약 콜레스테롤이 함유된 음식을 많이 먹는다면 간에서 이 점을 고려하여서 콜레스테롤 합성량을 줄이게 되고, 전혀 육식을 안 하는 채식주의자라면 간에서 콜레스테롤 합성량을 늘리게 된다. 우리 인체는 이렇게 합리적이고 과학적이다.

육류 속에 0.1% 정도의 콜레스테롤이 함유되어 있는데, 돼지고기나 쇠고기 하루치에 200g 정도 되니 약 200mg의 콜레스테롤이 들어있다고 생각해 볼 수 있다. 달걀 하나에는 약 150mg의 콜레스테롤이 존재하는데, 하루에 돼지고기 1인분에, 달걀 한 개를 먹는다면 하루에 약 350mg의 콜레스테롤을 섭취하는 것이다.

체내에는 약 150g 정도의 콜레스테롤이 들어있다고 한다. 뇌에 25% 정도 존재하고, 혈액 속에 10%가량이 존재한다. 그런데 우리의 관심은 바로 혈액 속에 있는 콜레스테롤의 양이다. 뇌나 근육 속의 콜레스테롤은 건강에 악영향을 미치는 게 아니다. 혈관 속에 콜레스테롤이 많으면 혈관을 막을 수도 있으니, 문제가 되는 것이다.

콜레스테롤은 지단백(脂蛋白)에 싸여서 혈액 속으로 이동한다. 지방은 물에 녹지 않으므로 단백질에 둘러싸여서 이동하니 지단백은 콜레스테롤을 담아서 옮기는 바구니라고 할 수 있다. 지단백은 킬로미크론(CM), 초저밀도 콜레스테롤(VLDL), 저밀도 콜레스테롤(LDL), 고밀도 콜레스테롤(HDL) 등의 형태로 존재하고 있다. 콜레스테롤 형태 중 부피가 가장 큰 킬로미크론에는 중성지방이 굉장히 많이 들어있지만, 콜레스테롤 함량은 적다. VLDL →

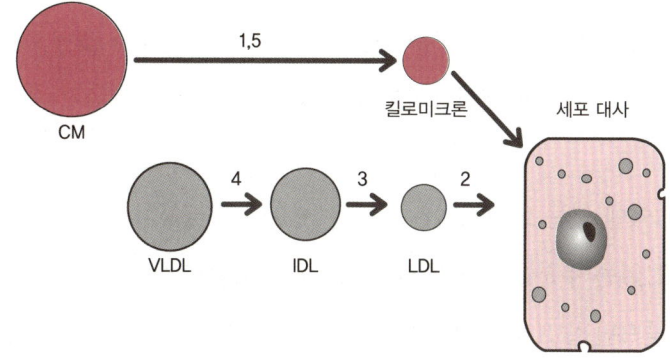

LDL → HDL로 갈수록 중성지방의 비율은 낮아지고 콜레스테롤의 밀도는 높아진다.

음식 속의 지질은 부피가 큰 킬로미크론에 담겨서 장(腸)에서 나가면 혈관을 따라서 각 조직에 중성지방을 공급해 주고, 점점 부피가 작아지면서 고밀도 콜레스테롤(HDL)이 된다.

음식에서 섭취한 콜레스테롤은 장에서 흡수되는데, 장의 콜레스테롤 흡수는 약 50% 정도 된다. 그다음, 간에서 생성되어서 담즙을 통해서 배설된다. 몸 안으로 유입되는 콜레스테롤은 간에서 합성하는 것과 음식을 통해서 들어오는 것이 있고, 몸 밖으로 배설될 때에는 담즙으로 배설되는 것인데 대부분 95% 재흡수 된다. 재흡수가 되는 원인은 콜레스테롤이 몸을 구성하는 중요한 요소이기 때문이다. 포도당도, 소금도 모두 신 사구체에서 재흡수되어서 다시 사용된다. 우리 몸은 중요한 구성성분을 함부로 버리지 않고 이렇게 재사용하고 있다.

혈액에 있는 콜레스테롤은 다른 세포에 공급하기 위한 것인데, 필요 없는 부분은 간에서 담즙으로 배설되기도 한다. 콜레스테롤이 낮으면 좋겠지만 갑자기 너무 낮아진다면 몸에 암이 생겼는지 의심해 볼 필요도 있다. 콜레스테롤은 항상 세포막에 5% 정도 있는 것인데, 암세포가 증식하게 되면, 암세포의 콜레스테롤 소비량이 굉장히 증가한다. 평소보다도 콜레스테롤의 수치가 50% 이상 낮아진다면 내 몸에 암세포의 세포분열이 왕성해지는지 의심해 볼 필요가 있을 것이다.

안셀키즈가 심혈관 질환의 주원인으로 지목한 것이 포화지방산인데, 이 포화지방산은 심혈관 질환과 명확한 상관관계를 아직 찾지 못했다. 식사를 통해서 콜레스테롤 섭취량이 많더라도 심혈관 질환은 별 관계가 없는 것으로 결론이 난 것이다(2015년). 우리가 아는 일반적인 상식과는 좀 다르다.

하지만 포화지방산은 LDL과 HDL 둘 다 상승시키기 때문에 현재 미국에서는 식생활 지침에서는 포화지방산 섭취를 10% 이내로 제한하고, 심장 협회에서는 7% 미만섭취로 권장한다. 이 기준은 나라마다 좀 다르다. 덴마크 다이어트는 저탄고지(低炭高脂) 다이어트인데, 덴마크에서는 탄수화물 대신에 지방을 먹는 사람이 많다. 70%를 지방으로 섭취하는데, 만약 이러한 식사가 문제가 된다고 하면 덴마크 사람 전체가 콜레스테롤이 높아서 다 심혈관 질환에 걸렸을 것이다.

사실은 섭취한 콜레스테롤의 양보다 C.I.지수가 중요하다.

C.I.지수=Cholesterol Index (콜레스테롤 지수)
G.I.지수= Glycemic Index (당지수)

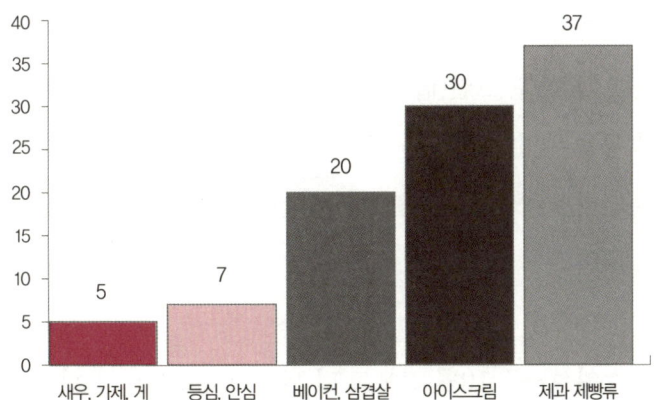

각 음식의 콜레스테롤 지수 (C.I.)

각 음식의 콜레스테롤 지수를 살펴보면 새우나 고기가 콜레스테롤을 높이는 것이 아니라 제과 제빵류가 높이는 것이다. 제과 제빵류에는 액상과당이 많이 들어있기 때문이다. 달걀도 마찬가지이다. 혹자는 달걀을 먹으면 콜레스테롤 수치가 높아진다고 하여서 매우 꺼리는 사람이 있는데, 달걀은 단백질의 주요 보급원으로 하루 한두 개 챙겨 먹으면 건강에 도움이 된다. 멕시코 사람들은 달걀을 많이 먹는데, 한사람이 하루에 5개 정도 먹는다고 한다. 그럼 한 가족이 하루에 달걀 한 판정도 먹는다는 말인데, 그렇다고 멕시코 사람들이 모두 심혈관 질환에 걸리는 것은 아니다.

콜레스테롤이 많은 음식을 먹게 되면 간에서 콜레스테롤 합성량을 더 줄이게 된다. 하지만 과당을 먹으면 바로 간으로 가서 지방간을 만드니, 식품첨가물 속에 첨가되는 액상과당은 당뇨병에도 조심해야 하지만, 고지혈증에도 매우 안 좋다는 사실을 유념할 필요가 있다. 그런데 과당을 먹는다고 해서 간에서 과당을 섭취한 양을 반영하여서 콜레스테롤 합성량을 줄이지는 않고, 과당은 과당대로 콜레스테롤을 만들고, 간은 간대로 콜레스테롤을 만들어 버린다.

한국 여성들은 10년 전보다 더 날씬해지고 있다고 한다. 대신

콜레스테롤 수치는 계속 높아지는 경향이 있다는데, 식품첨가물 속 과당을 먹으면 뚱뚱해지지는 않지만, 근육으로 가서 에너지 대사에 쓰이는 것도 아니고, 내장 지방을 만드는 것도 아닌데, 간으로만 직행한다. 과당이 들어가는 당분 유입 통로가 간으로 가기 때문이다. "나는 고기도 잘 안 먹는 편인데 왜 내가 콜레스테롤이 높을까?"하고 고민하는 여성들이 있을 것이다. 여성이 50세가 넘으면 콜레스테롤을 원료로 하여서 여성 호르몬을 만드는 비율이 매우 떨어지기 마련이다. 그래서 나이 먹을수록 약간 콜레스테롤이 올라가기도 한다. 게다가 카페에 앉아서 담소하며 커피 한잔에 달콤한 디저트를 자주 즐긴다면 이런 습관이 고지혈증으로 이어지는 게 아닌지 돌아볼 필요가 있다. 저녁에 TV 시청하면서 입으로 계속 고소한 스낵을 집어넣고 있는지도 모른다. 입안에 달콤한 음식보다 다소 거칠어도 소박한 한식 밥상이 건강에 이롭다는 사실은 누구나 알지만, 점점 패스트푸드를 더 많이 먹게 되니 문제이다.

05
갑상선과 커피, 고지혈증의 관계

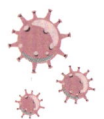

콜레스테롤 대사와 관련된 유전자를 활성화하는 물질 중 갑상샘 호르몬과 커피 속에 함유된 카페스톨이라는 성분이 있다. 갑상샘 호르몬은 콜레스테롤 대사에 막대한 영향을 끼친다.

갑상샘 호르몬은 LDL 수용체에 영향을 미치는데, 갑상샘 호르몬이 LDL 수용체와 관련된 단백질인 LRP1[13]의 발현을 조절한다. 즉 갑상샘 호르몬 분비가 잘되어야 LDL 콜레스테롤이 혈액에서 세포 속으로 들어올 수 있다. 갑상샘 기능 저하증이 있다면 이 단

---

13 LRP1: 지단백질 수용체(low-density lipoprotein receptor-related protein 1)로, 다양한 생명체에서 발견되는 단백질이다. LRP1은 특히 신진대사, 신경계, 심혈관 시스템과 같은 다양한 생체 과정에 관여하는 중요한 역할을 수행한다. : 출처: 구글

백질의 발현이 감소하고 이에 따라 혈중 LDL이 증가하게 된다. 혈중 콜레스테롤이 높은 사람 중에서 남성에서는 5.9%, 여성에서는 8.3%가 갑상샘 기능 저하인 사람이라고 한다.

혈중의 LDL 콜레스테롤은 LDL 수용체가 있어야 세포로 들어갈 수 있는데, 이 수용체를 만들려면 갑상샘 호르몬의 작용을 받아야 가능하다. 그러니 콜레스테롤이 높다고 스타틴 처방을 받기 전에 먼저 갑상샘 호르몬이 제대로 나오는지 확인해 볼 필요가 있다. 갑상샘 기능이 떨어지면 혈중 LDL 수치가 상승할 것이다. 이같이 갑상샘 기능은 체온 조절뿐만 아니고 콜레스테롤 수용체를 발현시키므로 혈관 건강을 위해서도 매우 중요하다.

또 우리가 자주 마시는 커피도 사실 콜레스테롤 수치에 영향을 미치는데, 커피 성분 중 카페익산(caffeic acid)은 항산화 성분이지만, 카페스톨(Cafestol)이라는 성분은 콜레스테롤 관련된 유전자에 영향을 미친다.

카페스톨은 장에서는 콜레스테롤을 재흡수하는데 관련된 유전자(FXR, PXR)를 활성화해서 담즙산 재흡수를 촉진하고, 간에서 담즙산을 만드는 유전자(FXR)를 억제해서 콜레스테롤을 담즙산으

갑상샘 호르몬은 LDL 수용체 발현에 영향을 미친다.

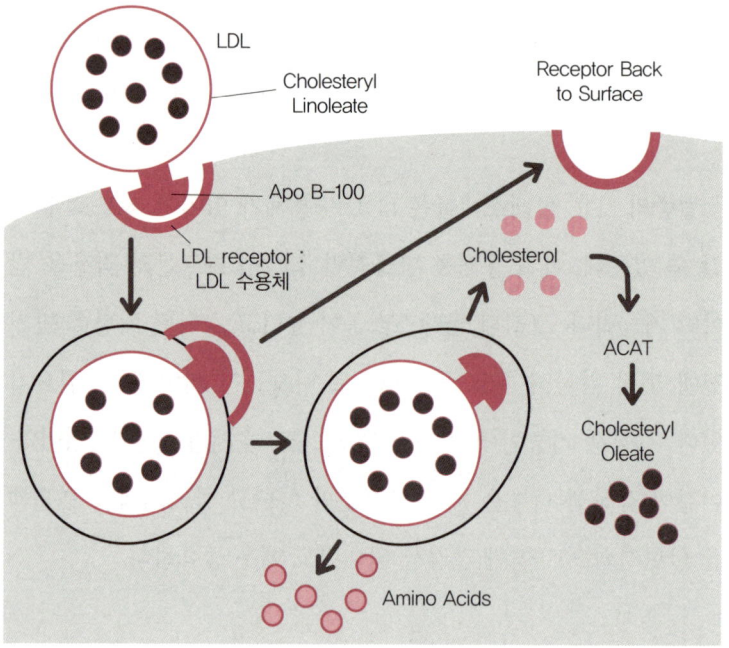

출처: American Heart Association Journals

로 배설하는 기능은 억제한다. 담즙산 재흡수는 촉진하고 담즙산 배설은 억제하니까 혈중 콜레스테롤은 증가할 수밖에 없을 것이다. 하지만 원두를 필터(거름망)에 거른 커피는 카페스톨이 걸러진다고 하니 그나마 다행이다. 커피를 많이 마시는 사람들은 가능하면 필터에 거른 커피를 마시는 게 좋을 것 같다.

쥐 실험을 해보면 카페스톨을 끊으면 혈중 콜레스테롤 25%가 감소한다고 한다. 커피와 더불어 디저트를 자주 먹는다면 건강에 안 좋을 수 있다는 점을 생각해 봐야 할 것이다.

06
중성지방 수치보다
TG/HDL 비율이 더 중요하다

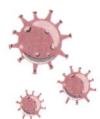

나이가 들면서 혈관이 딱딱하게 되어서, 심장마비, 뇌졸중으로 사망할 확률이 높아진다. 현재 심장마비 예방 차원에서 내과 의사가 가장 강력히 권고하는 약물은 스타틴이다. 이 약물이 심장마비를 예방하는 거의 유일한 약물이고, 아스피린은 혈전을 용해하지만, 모세혈관 출혈 등의 부작용으로 득(得)과 실(失)을 동시에 가지고 있는 게 사실이다. 노인 중 매일 저용량 아스피린 복용으로 약간만 부딪치거나 주사를 맞아도 시퍼렇게 멍이 드는 분들이 많다. 아스피린은 혈전을 용해해서 심혈관 질환을 예방하는 측면이 있지만, 동시에 정상조직도 출혈을 유발한다는 의견이 많다. 이런 분들은 매일 아스피린을 복용하기보다, 2~3일에 한 번 정도 복용하는 것도 담당 의사분과 상의해 보시길 바란다.

LDL 수치보다 더 중요한 것은 TG/HDL(중성지방/고밀도 콜레스테롤) 비율이라고 할 수 있다. 이 비율이 2 이하이면 좋고, 4 이상이면 아주 위험한 것이다. 즉 중성지방이 고밀도 콜레스테롤의 두 배를 넘지 않는 게 좋다는 말이다. 또 HDL/TC(고밀도 콜레스테롤/총콜레스테롤) 비율이 25%이면 좋고, 30% 이상이면 아주 좋다고 할 수 있다. 고밀도 콜레스테롤의 비율이 높을수록 좋다는 말이다. 그러니 콜레스테롤의 단순 수치 그 자체만 너무 집착할 필요는 없다고 본다. LDL 콜레스테롤 수치는 100 이하가 좋은데, 만약 LDL 콜레스테롤 수치가 130 정도이지만, TG/HDL이 2 이

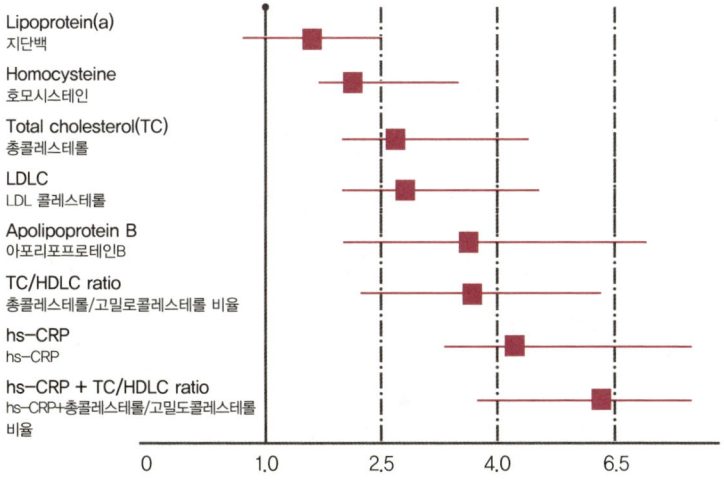

여러 생화학지표에 따른 심혈관사건 발생의 상대위험도

출처: Circulation 2001;Apri 3: 1813, 2) Eone Newsletter 2011;3 (No.03), 3)

하라면 꼭 스타틴을 먹는 것보다 다른 방법을 생각해 볼 필요가 있다.

위 도표는 향후 심혈관 사건 발생의 상대 위험도를 나타낸다. CRP는 염증 수치이고, hsCRP는 미세염증을 나타내는 수치인데, 만성 염증을 나타낸다. 단순히 LDL 수치나 총콜레스테롤 수치보다 중성지방과 HDL 비율이나, 만성 미세염증을 나타내는 hsCRP가 중요하다고 할 수 있다.

단순히 LDL 콜레스테롤의 수치보다 HDL/TC, 혹은 TG/HDL의 수치를 확인하는 것은 LDL 패턴이 더 중요하다는 의미이다. 크기가 큰 LDL은 혈관 내피를 뚫고서 침범할 확률이 낮지만, 크기가 작은 LDL이 가장 문제가 되는 것이다. 총콜레스테롤 중 고밀도 콜레스테롤의 비율이 얼마인지 보다, 고밀도 콜레스테롤에 비해 중성지방 수치를 두 배 이하로 관리하는 것이 더 중요하다. 호모시스테인도 심혈관 질환 예방에 중요하지만, 위험도가 비교적 낮은 범주에 속한다는 것도 알 수 있다.

중성지방과 HDL 비율보다 더 중요한 게 hsCRP이다. hsCRP는 만성 미세염증을 나타내는 수치로 만성 염증이 심혈관 질환을

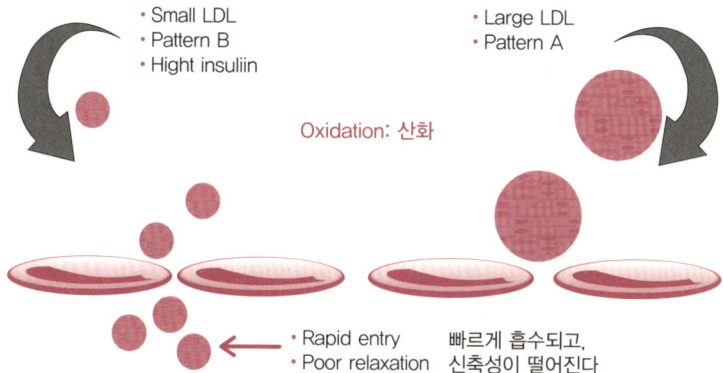

위협하는 큰 인자인 것을 알 수 있다. 만성 염증은 염증성 사이토카인을 분비해서 혈관에 동맥경화를 유발한다. 나이가 들면서 심장마비로 사망하는 가장 큰 이유는 만성 염증이 증가하기 때문이다.

운동은 혈압을 높이는데도 혈관에 좋은 영향을 미친다. 운동하면 단기간 대식세포 M1이 높아졌다가 다시 M2가 나와서 복구하기 때문이다. 하지만 만성 고혈압은 혈관을 망가뜨리는데, 염증성 사이토카인들이 대식세포 M1을 지속적으로 자극하며 끊임없이 분비되므로 심혈관에 타격을 주게 된다. 모든 질병이 그렇듯 혈관질환으로 인한 심장마비도 결국 염증 때문에 생긴다.

07
세 가지 타입의 모세혈관

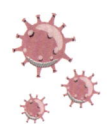

혈관의 종류에 대해서 약간 세밀하게 알아보자. 혈관에는 대동맥, 동맥, 소동맥, 후소동맥, 모세혈관, 소정맥, 대정맥 등이 있고, 혈관의 지름과 두께가 각각 다르다. 대동맥과 동맥은 크게 3개 층으로 이루어져 있는데, 집을 지을 때도 벽에 여러 개 층이 존재하고, 침대 매트리스도 여러 가지 재료로 층을 많이 이루듯이 우리의 혈관 벽도 여러 층이 있다.

1. 내층(Tunica interna): 내피세포가 있는 층, 가장 안쪽
2. 중간층(Tunica media): 평활근이 있는 층, 근육층과 탄력섬유가 있음
3. 외층(Tunica externa): 가장 바깥층, 콜라겐층과 탄력섬유로

혈관벽의 구조

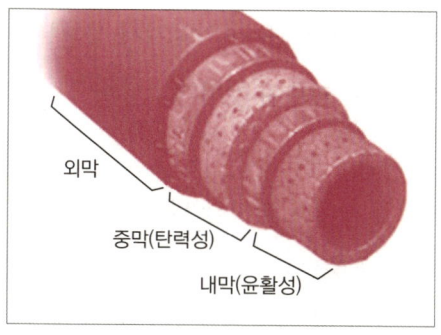

외막
중막(탄력성)
내막(윤활성)

형성됨

이 중 대동맥의 중간층은 아주 두껍고, 정맥의 중간층은 그리 두껍지 않다. 대동맥은 그만큼 충격을 완충할 일이 많으므로 두껍게 만들어졌을 것이다. 대동맥은 어떤 관보다도 쫀쫀하고 탄력이 있게 만들어져서 일평생 혈액을 짜주는 역할을 감당한다. 대동맥에서 수많은 동맥이 분지 되어 나오는데, 동맥의 끝은 각 장기와 연결되어 있다.

대동맥은 심장에서 나오는 압력을 가장 많이 받는 부분이다. 이 압력을 견뎌내기 위하여 중간층에는 평활근보다 탄력섬유가 더 많이 분포하고 있다. 동맥류는 아주 위험한 질환인데, 동맥류가 발생하는 원인은 탄력섬유가 약해져서 생기는 것이다. 만약 만성 염증에 의해서 탄력섬유가 약해져서 동맥류가 터진다면 그야말로 아찔한 상황이 연출될 것이다.

평활근은 신경의 지배를 받지만 탄력섬유는 신경의 지배를 받지 않는다. 동맥이나 중간 크기 동맥은 혈관 벽의 중간층에 탄력섬유보다는 평활근이 더 많이 존재하는데, 평활근에는 교감신경이 많이 분포하기 때문에 교감신경에 의해서 수축할 수도 있고, 이완될 수도 있다. 교감신경은 흥분하면 수축한다. 만약 너무 스트레스를 많이 받으면 혈관이 계속 수축하므로 혈액순환에 장애가 생길 것이다. 특히 심혈관계 질환이 있는 사람들은 스트레스를 너무 많이 받지 않도록 조심하는 게 좋다.

소동맥은 내피세포와 평활근 두 개 층으로만 이루어져 있다. 아무래도 대동맥보다 혈관을 흐르는 혈액의 양이 적으므로 탄력섬유는 없는 것 같다. 소동맥을 감싸는 평활근은 후소동맥으로 갈수록 더 분포가 적어지고, 모세혈관에는 평활근이 없고 내피세포만으로 되어있어서 교감신경에 의해서 조절되지 않는다. 소동맥에서 모세혈관이 분지 되는데, 분지 되는 부분에 모세혈관 앞에 있는 괄약근〈Precapillary sphincter〉이 있다. 이 괄약근은

건강한 모세혈관 시스템

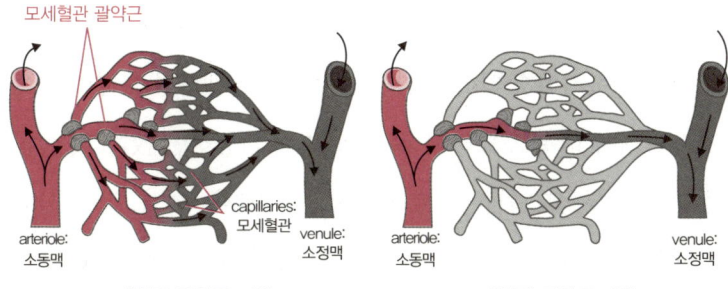

모세혈관 괄약근 이완 　　　　모세혈관 괄약근 닫힘

출처: http:slidepayer.com/slide/580805/
| Home || Anatomy and Physiology || Anatomy and Physiology Health Education(APHE) |
Chapter: Anatomy and Physiology for Health Professionals: Vascular System

혈류 흐름의 조절에 중요한 역할을 한다. 괄약근이 제대로 작동해야 열릴 때 열리고, 닫힐 때 닫히게 된다. 하지만 과다한 스트레스는 모세혈관 괄약근을 자주 조여서 혈액순환 장애를 일으킬 것이다.

모세혈관은 각 조직에 모세혈관 다발(capillary bed) 형태로 존재한다. 1개의 후소동맥에서 10~100개의 모세혈관이 연결되어 있다. 조직이 활발하게 활동할 때는 모세혈관 다발에 혈액이 가득 차고, 조직이 활발하게 움직이지 않을 때는 모세혈관 다발에 혈액이 차지 않는다.

그런데 나이를 먹거나, 잠을 푹 못 자거나, 흡연하거나, 환경 독소가 많거나, 스트레스를 많이 받거나, 염증 수치가 올라가도 모세혈관 괄약근 닫힘현상(Vascular Shunt)이 일어난다. 그러니 노인들이 안 움직이고 앉아만 있거나 누워서 지낸다면 모세혈관 쪽으로 혈액이 더욱 도달하지 않을 것이다. 가능하면 앉아 있는 직업을 가진 분들도 가끔 스트레칭과 운동이 필요하다. 젊은 사람도 게임방에 며칠씩 앉아 있다가 일어나는 순간 사망하는 경우가 생기는데, 정맥혈전이 갑자기 폐동맥을 막아서 일어나는 현상으로 심부 정맥 혈전증(DVT)이라고 한다.

대사가 활발한 조직은 모세혈관 다발이 많고, 대사가 활발하지 않은 조직은 모세혈관 다발이 적다. 손톱이 발톱보다 훨씬 빨리 자라는 이유는 손 쪽의 혈액순환이 발 쪽보다 더 잘 되기 때문이다. 활발하게 움직이는 조직에 혈관이 더 많이 발달하는 것이고, 건강은 바로 얼마만큼 혈액이 잘 도달하느냐에 따라서 좌우된다.

모세혈관 괄약근은 교감신경에 의해서 조절되는데, 교감신경이 항진되면 이 괄약근이 수축하기 때문에 모세혈관에 혈류가 공급될 수 없게 된다. 즉 긴장하면 혈관 조절밸드(괄약근)가 닫히는 것이다. 이 혈관에 있는 괄약근은 후소동맥에만 있고 정맥에는 없다. 이렇게 여러 요인에 의해서 모세혈관 괄약근이 닫혀버리는 현상을 모세혈관 괄약근 닫힘현상(Vascular Shunt)이라고 한다. 후소동맥에서 우선로 쪽으로 혈류가 흘러버리는 현상을 말한다. 이렇게 되면 모세혈관 다발로 혈액이 골고루 공급될 수가 없이 가운데(우선로)로만 혈액이 지나가므로 모세혈관 주변의 조직으로 물질 교환이 일어날 수 없게 되는 것이다.

모세혈관 괄약근 닫힘현상이 자주 일어난다면 혈류 순환에 엄청난 장애가 오게 될 것이다.

잠을 못 자면 얼굴이 시커멓게 되는 현상, 흡연하는 사람의 얼굴이 칙칙해지는 이유 모두 미세혈액순환 장애의 결과이다. 수도꼭지가 자꾸 잠기게 되면 물을 제대로 사용할 수 없듯이 모세혈관 괄약근이 자꾸 닫히게 되면 미세혈액 순환장애가 오게 되고, 혈액이 도달하지 못하는 곳은 자연스럽게 그 기능이 떨어질 것이다. 검버섯이 생기거나, 다크써클이 생기는 현상, 쥐젖이 생기는 현상도 혈액순환 장애와 관련이 많다. 그런데 모세혈관 괄약근이 닫히는 가장 큰 원인은 나이라고 한다. 그러니 나이를 먹을수록 미세혈류 순환장애가 생길 수밖에 없을 것이다.

인체를 구성하는 모든 세포는 동맥 모세혈관으로부터 산소와 영양분을 공급받고, 정맥 모세혈관으로 세포 대사 노폐물과 이산화탄소를 잘 배출시켜야 건강할 것이다. 미세혈관 순환이 원활치 않으면 세포는 기능이 떨어지고 결국 세포 기능을 마감하게 된다. 모세혈관 괄약근의 닫힘 현상을 해결해 주는 좋은 영양소가 전칠삼 고순도 추출물 제제이다. 필자가 전칠삼 추출물 제제를 챙겨 먹으니, 피부도 한결 밝아지고, 목 주변 귀 쪽으로 가는 라인에 생기던 쥐젖이 자연스레 많이 사라졌다. 매우 피곤한 날에 온몸이 뻑적지근해지면 전칠삼 추출물 제제를 한 포 먹고서 잠을 청한다. 그러면 스르르 잠이 오면서 다음날 피로가 말끔히 풀리므로 피곤하거나 어딘가가 결릴 때 애용하는 편이다.

08
모세혈관에서 영양소와 산소는 어떻게 전달될까?

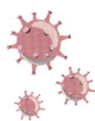

건강해지려면 혈액순환이 잘되어야 할 텐데, 모세혈관에서는 어떻게 물질 교환이 이루어질까? 세포는 모세혈관에서 직접 산소와 영양분을 공급받지는 않고, 세포간질액을 통해서 공급받는다. 세포와 세포 사이가 세포간질(間質)이다. 세포는 알고 보면 세포간질액에 둥둥 떠 있는 것이다. 태아도 엄마의 자궁 안 양수에 둥둥 떠 있다. 인체의 70%가 물로 이루어져 있으니 '세포는 사실상 물속에 떠 있다'라고 말해도 될 것이다. 그래서 좋은 물을 마셔야 하고 물을 충분히 마셔야 세포가 쭈그러들지 않고 탱글탱글한 모양을 유지할 것이다.

모세혈관으로 들어간 혈액은 동맥 모세혈관에서 빠져나오고,

동맥 모세혈관에서 빠져나온 영양 성분들은 세포 간질액을 통해 세포 내로 들어간다. 즉 동맥 모세혈관을 통해서 영양분이 세포에 공급되고, 정맥 모세혈관과 림프관을 통해서 세포 간질액의 노폐물이 빠져나가는 것이다. 세포간질액은 혈관의 수축, 이완 작용이 없더라도 압력의 차이로 물질이 교환된다. 림프관은 우리 몸의 이물질이 빠져나가는 하수관으로 생각할 수 있는데, 동맥 모세혈관으로 들어온 물질은 정맥 모세혈관으로 약 80%가 흘러가고, 림프관으로 10~20%가 흘러간다. 몸이 자주 붓는 사람들은 정맥 모세혈관 주변과 림프관 주변의 세포 간질액에 수분과 독소들이 정체되어서 고여있는 상황일 것이다. 이런 점을 해결해야 부기도 내리고 혈액순환도 잘될 것이다.

동맥 모세혈관은 혈관의 투과성이 높지 않지만, 정맥 모세혈관과 림프관의 투과성은 높아야 한다. 그래야 간질액 속에서 대사된 쓰레기나 이산화탄소가 배출되기 좋을 것이다. 그런데 논문을 살펴보면 전칠삼 사포닌(Notoginsenoside R1)[14]은 림프 순환을 촉진해서 림프 배설이 잘되게 하는 작용이 있다고 한다. 전칠삼을

---

14 논문 출처: Frontiers in pharmacology
    published:24 February 2022 doi: 10,3389/fphar.2021.730579

투여하면 모세 림프관 평활근의 면적을 높이고, 림프관의 숫자를 늘린다고 한다.

또한, 모세 림프관의 맥박수를 증가시킨다. 림프관도 가만있는 것이 아니라 끊임없이 움직이고 있는 것인데, 맥박이 뛰듯이 림프관도 움직이면서 독소와 체액을 배출시킨다. 움직임이 있는 곳은 살아있는 곳이고, 움직임이 없다면 곧 죽은 거나 진배없을 것이다. 집 평수나 땅 평수를 늘리는 것도 중요하지만, 모세 림프관의 평활근 평수를 늘리는 게 더 중요한 것 같다. 사람의 건강은 돈으로 살 수 없는 경우가 많기 때문이다.

07
허혈이 되면 일어나는
뇌졸중과 심근경색

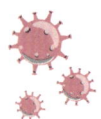

　인체는 혈액이 원활하게 흘러서 소통되어야 하는데, 어딘가가 막혀서 혈액이 가지 못하면 허혈 상태가 된다. 고혈압, 고지혈증, 당뇨병 등 만성 대사성 질환이 있는 사람들은 암에 걸리는 것도 무서워하지만, 뇌졸중이나 심근경색을 염려하는 사람도 많다. 그래서 혈관 관리하느라 여러 종류의 약을 처방받아서 먹기도 하고 식품을 사 먹기도 한다.

　허혈(Ischemia)이 되는 이유는 주로 혈관 내에 이물질이 끼이거나(혈전) 다쳐서 염증과 부종이 생기므로 혈류 순환이 원활치 못하기 때문이다. 허혈이라는 단어가 '혈관을 누르다'라는 뜻을 내포하고 있다. 혈관이 눌러지니 혈액이 잘 못 가서 산소 공급이 잘 안되는 것이라 할 수 있다.

혈전(thrombus)은 동맥에 끼기도 하고, 정맥에 낄 수도 있다. 혈전이 혈관을 막는다면 그 혈관을 통해서 혈액을 공급받는 세포가 손상될 텐데, 동맥이 막혀버린다면 정말 위급한 상황이 될 것이고, 정맥 쪽으로도 당연히 혈액이 잘 가지 못할 것이다.

혈전이 정맥에 끼게 된다면 모세혈관에서 정맥으로 혈류가 이동하지 못하기 때문에 울혈(congestion)이 생기고, 부종(edema)이 생기게 된다. 만약 고무호스에 이물질이 들어가서 막고 있다면 당연히 입구 쪽으로 부풀어 오르게 될 것이다. 이런 상황이 되면 굉장히 불편하게 느낄 것이다. 정맥 순환장애는 동맥 순환장애보다 타격을 덜 주겠지만, 이러한 현상이 꾸준히 유지된다면 문제가 될 것이다.

동맥이나 정맥의 문제로 순환되지 않으면 세포가 허혈 상태에 빠지게 되면서 손상되어서 푸르스름해지다가 검게 변할 것이다. 세포의 종류에 따라 허혈 상태를 견딜 수 있는 시간이 다르다. 뇌세포는 3~5분간은 견딜 수 있지만, 그 이후에는 손상된다. 심근세포와 간세포는 1~2시간 이후에는 손상되고, 골격근은 여러 시간의 허혈 상태를 견딜 수 있다. 그러므로 뇌졸중은 분초를 다투며 응급실에 가서 막힌 혈관을 뚫어야 할 것이다.

뇌는 가장 복잡한 구조를 가지면서도 인체에서 가장 중요한 곳이고, 혈액이 수 분만 안가도 바로 그 기능을 잃어버리는 곳이다. 응급실로 가서 조치했다 하더라도 약간 손상된 후 조치했다면 그 이후 어느 한쪽이 마비된 채로 살아가야 할 것이다. 또 게중에 어떤 사람은 마비가 되었다가 좋은 영양소 투여와 운동으로 상당히 회복되기도 한다.

뇌허혈증이 생기는 세 가지 경우가 있다.
1. 주로 뇌혈관에 죽상동맥경화가 일어나서 혈전이 뇌 동맥을 막기 때문에 생기게 된다. 고지혈증약이나 혈전 생성을 방지하는 약을 처방받아서 먹는 사람들이 아주 많지만, 뇌졸중을 완전히 차단하지는 못한다.
2. 다른 혈관에서 생긴 혈전이나 색전이 뇌혈관을 막아서 생기게 된다. 즉 다른 데 있던 혈전이 떨어져 나가서 돌아다니다가 뇌혈관을 막는 것이다.
3. 심장마비로 인해 뇌로 혈류가 공급되지 않기 때문에도 생긴다.

뇌 허혈이 생기면 팔다리에 힘이 없어지고 마비가 오고, 감각이 없어지고, 착란이 생기면서 방향 감각이 없어진다. 그리고 어지러우면서 말이 느려지고 어눌해지고, 시야에도 변화가 생긴다.

이러한 현상이 생긴다면 지체하지 말고 응급실로 가야 한다.

심장에 생기는 허혈을 심근허혈이라고 한다. 심근허혈이 생기는 큰 이유도 관상동맥의 죽상경화 때문이다. 관상동맥 경련 때문에 생기기도 하는데, 갑자기 스트레스를 받게 되면 교감신경이 흥분되면서 혈관이 수축하므로 심장으로 혈액이 가지 못하는 것이다.

심근허혈이 생기면 가슴 부위에 누르는 듯한 통증이 생길 수 있고, 심장 박동이 빨라지고, 급격히 피곤해지면서 식은땀이 날 수 있다. 목과 턱, 팔목에도 통증이 생길 수 있는데, 이런 때에도 빨리 응급실로 가야 목숨을 건질 수 있을 것이다. 사지 허혈이 생기는 까닭은 팔다리로 내려가는 동맥에 죽상경화가 생겨서 그렇다.

정맥류가 생겨서 허혈이 오기도 한다. 사지에 순환이 되지 않으면 통증이 생기고, 맥박이 뛰는 것을 잘 못 느끼게 되고, 손발이 차가워지고, 피부색이 변화되고, 감각의 이상이 오고, 다리가 약해지는 현상이 생긴다.

심장, 뇌, 사지의 허혈 증상이 생긴다는 것은 생명이 왔다 갔다 하는 중차대한 상황이다. 빨리 응급조치로 막힌 곳을 뚫어야 하겠지만 평소에 꾸준히 혈관 관리를 잘할 필요가 있다.

 산소를 공급받지 못한 20분 동안 심근 세포 내에서 일어나는 반응을 상세하게 살펴보자. 공장이 잘 운영되려면 충분한 돈이 있어야 기름, 전기를 원활하게 공급해서 기계들이 잘 돌아가듯이 인체에서는 ATP가 있어야 세포공장인 미토콘드리아가 잘 돌아갈 것이다. ATP는 미토콘드리아 내막에서 산화적 인산화 과정을 통해 만들어진다. 그런데 호흡을 통해서 산소를 들이마시지 못한다면 에너지 자체(ATP)를 만들 수 없을 것이다.

 미토콘드리아에서 에너지가 만들어지기 위한 가장 기본적인 시스템은 나트륨/칼륨 펌프(sodium potassium pump)이다. 전위차에 의해서 나트륨은 퍼내고 칼륨을 세포 안으로 들여보내는 펌프이다. 이 펌프를 유지하는데 세포 내 ATP의 20~30%가 사용된다. 소금 속의 나트륨과 채소 속에 함유된 칼륨은 생명 활동을 유지하는 데 필수 불가결인 영양소인 것이다. 그런데 심장으로 혈류를 공급하는 관상동맥이 막혀버리면 산소 공급이 안 되어서 심근 세포가 ATP를 만들지 못하게 된다.

 나트륨 칼륨 펌프가 작동하지 않으면 나트륨을 퍼낼 수 없으니

세포 내에 나트륨 농도가 높아진다. 결과적으로 삼투압이 높아져서 수분이 세포 안으로 유입되면서 세포가 부풀어 올라서 종창(腫脹) 상태가 되는데, 심장 세포는 그야말로 폭발 직전 상태가 된다. 붓는 것도 저산소증의 현상이라고 할 수 있다. 심근경색의 상황이 아니더라도 혈액이 부족한 사람은 산소를 충분히 공급하지 못하여서 몸이 잘 붓는 경향이 있다.

심장 자체에 혈액을 공급해 주는 관상동맥이 있다. 관상동맥에 산소를 공급받지 못하면 심근경색이 일어난다. 심근경색이란 심근이 괴사(necrosis)하는 것을 말한다. 급성 심장마비가 왔을 때 골든타임인 2~3시간 안에 산소를 공급받지 못한 부분의 심근이 괴사하기 시작하고, 괴사한 부분이 광범위하다면 심장마비가 오게 된다. 동시에 뇌세포가 산소를 공급받지 못하여 뇌세포도 괴사 될 것이다.

심근이 괴사하면 돌덩이처럼 굳어버리는 응고 괴사가 일어나고, 뇌세포가 괴사할 때는 물처럼 녹아버리는 액화 괴사가 일어난다. 만약 뇌가 괴사한다면 다시 복구되기 어려울 것이다. 심근 괴사가 일어나는 과정은 처음에는 관상동맥이 지배하는 영역에 허혈이 발생하고, 2~3시간 후에는 심근의 내막 중앙부터 괴사하기 시작하다가 24시간 후에는 비가역적으로(다시 원상태로 돌아갈 수 없는 경우) 심근 전체가 괴사 된다. 심근이 산소를 공급받지 못한 상태에서 가역적으로(다시 원상태로 돌아갈 수 있는 경우) 돌아갈 수 있는 한계 시간은 20분이라고 한다. 그러므로 혈액 공급이 가장 중요한 장기가 뇌와 심장이라는 생각이 든다.

08
노화와 모세혈관 길이는 반비례한다

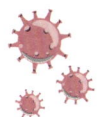

　우리 몸은 알고 보면 혈액 덩어리라고 할 수 있다. 혈관은 가장 큰 동맥, 그다음 정맥, 그리고 가장 많은 부분은 모세혈관으로 구성되어 있다. 통즉생(通卽生) 불통즉사(不通卽死)라는 말이 있다. 혈액이 잘 통하면 살게 되고, 통하지 않으면 죽는다는 말이다. 혈액 공급이 안 되면 세포가 괴사 되어서 모세혈관들이 없어지게 된다. 세포가 살려고 하면 사라진 모세혈관을 복구해야 할 것이다.

　혈관이 막히는 원인으로는 흡연, 당뇨병, 전신 경화증, 나이 등이 있지만, 가장 혈관을 나쁘게 하는 습관은 흡연이다. 흡연자의 모세혈관과 정상 혈관을 자세히 관찰하면 흡연자의 모세혈관이 무척 많이 없어진 것을 알 수 있다. 그다음 혈관에 안 좋은 경우는 당뇨병인데, 당뇨병에 걸리면 혈액이 끈끈해지기에 모세혈관이 많이 손상되어 있다. 더 심한 전신 경화증 환자는 혈전까지 생기는 상태가 되어버린다. 이러한 질병이나 습관이 없을지라도 60세가 넘으면 40% 이상의 모세혈관이 없어진다. 나이 먹을수록 몸의 기능이 떨어질 수밖에 없는 근본적인 이유가 바로 세포 곳곳으로 혈액이 충분히 도달하지 못하기 때문이다. 40세만 지나도 혈관의 탄력성이 떨어지고, 혈관이 좁아지거나 막히게 된다. 그러면 우리 몸은 어떤 상태가 될까?

모세혈관이 줄어들면 피부 노화가 급격해지고, 몸에 검은 반점이 생기기도 하고, 몸과 점막이 건조해 지고, 뇌세포가 위축되고, 손발이 차고 저리기도 한다. 소화 장애가 생기기도 하고, 변비나 치질이 생기기도 한다. 눈의 망막 기능이 떨어지고, 신장의 사구체 여과율도 낮아진다. 결국, 노화는 모세혈관이 사라지는 현상과 비례한다. 금연하고 당뇨병을 조절하고, 운동해도 모세혈관 회복이 그리 쉽지는 않은데, 발 뒷꿈치의 각질도 사실은 말초 혈액순환 장애에서 비롯된다.

내피세포에서 산화질소 생성을 억제하고, 혈관의 콜라겐을 녹이는 근본 원인은 염증성 사이토카인 때문이다. 이 염증성 사이토카인을 억제하는 항사이토카인 제제가 전칠삼 사포닌이다. 전칠삼 사포닌이 염증성 사이토카인의 작용[15]을 길항하기 때문에 끈적한 혈액을 흐름성이 좋은 혈액으로 바꾸는 데 도움을 준다.

염증성 사이토카인이 간에서 피브리노겐 생합성을 촉진하기 때문에 혈액이 끈적끈적해지는 것인데, 전칠삼 사포닌은 간세포에서 염증성 사이토카인의 작용을 차단하므로 뇌혈관, 심혈관 질환에 도움이 된다고 할 수 있다. 혈액순환을 촉진하기 위해서는 활혈(活血) 작용이 필요한데, 활혈 작용이 일어나려면 혈소판 응집을 억제하고, 섬유소를 억제하고, 이미 생성된 혈전을 녹이는 용해작용이 있어야 한다. 전칠삼 사포닌은 세 가지 작용을 동시에 가지고 있는 천연물이라고 할 수 있다.

만약 염증성 사이토카인에 오래 노출된다면 사이토카인이 심근 세포 수용체에 결합해서 심근 세포를 너덜너덜하게 만들겠지만, 전칠삼 사포닌이 염증성 사이토카인을 중화시키므로 혈전을 녹여서 죽상동맥경화를 예방하고, 혈액 흐름이 좋아져서 찰랑거

---

[15] 출처: International Immunopharmacology. Volume 143, part 3, 25 December 2024, 113574

리게 만들어 줄 것이다. 그뿐만 아니라 염증성 사이토카인의 신호전달을 차단하므로 콜라겐 분해효소인 MMP 효소의 활성을 줄여서 콜라겐이 녹는 것을 방지한다. 결과적으로 혈관의 탄력성을 유지하게 도와주고, 심장의 펌프질 능력을 증진해서 심장 기능을 올려줄 것이다.

60세가 넘으면 모세혈관이 제 기능을 잃고서 많이 사라지는데, 스트레스를 많이 받는 사람이라면 모세혈관 사라짐 현상이 빨라질 것이다. 스트레스를 받으면 코티졸이 과잉 분비되면서 콜라겐 조직도 녹게 되지만, 모세혈관들이 제 기능을 잃게 되므로 혈액순환도 잘 안되어 노화가 가속화된다. 전칠삼 고순도 추출물과 더불어서 순도 높은 헴철 제제를 함께 먹어준다면 혈액순환을 시키면서 혈액을 보충하므로 어지러움, 두통 등 여러 증상이 좋아지는 분들이 많다.

사실 심장에 스텐트 시술을 받았거나 뇌동맥류 시술을 받은 사람들이 전문약을 꾸준히 복용하지만, 재발의 위험성은 항상 도사리고 있다. 왜냐하면 그 사람의 타고난 체질과 식습관, 또는 생활 습관이 쉽사리 바뀌지 않기 때문이다. 나는 약국을 방문한 분 중 이런 염려를 하는 분들에게 조심스럽게 고순도 전칠삼 추출물 제제의 용량을 절반이나 1/3 정도로 줄여서 드셔보시라고 한다. 물론 전문약은 꾸준히 복용하게 한다. 이렇게 전칠삼 추출물 제제를 꾸준히 챙겨 먹는 분들의 혈관질환 재발률이 상당히 감소하는 것 같다.

인삼 사포닌에는 Rg1과 Rb1이 존재하는데, Rg1은 교감신경을 활성화해서 활기차게 만들어주고, Rb1은 부교감신경을 활성화해서 신경을 안정시킨다. 전칠삼 사포닌에는 Rg1, Rb1 외에도 전칠삼에만 존재하는 사포닌 R1이 있는데, 혈전을 용해하는 특징이 있다. 순도 높은 사포닌들이 고함량 들어있어야 단시간에 뇌로 들어가서 작용한다. 기왕이면 흡수력이 좋은 전칠삼 제품을 선택하여 혈관질환 예방에 도움받으면 좋을 것이다. 게다가 Rg1의 작용으로 집중력을 향상하고 피로 개선에도 탁월해서 활력있는 생활을 위해서 전칠삼 추출물을 챙겨 먹는 분들도 많다.

3장

막힌 혈관을 뚫어야 염증이 줄어든다

01
어혈을 풀어주고 혈전을 제거하는 데 도움 되는 영양소

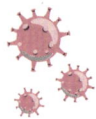

큰 위험의 순간에는 병원에서 치료하고 꾸준히 전문약도 복용하지만 더불어서 영양소 요법을 병행하면 건강관리에 도움이 될 것이다. 내피세포 손상도 염증성 사이토카인이 유발한다. 동맥과 정맥에서 생기는 혈전은 모두 염증성 사이토카인이 복잡한 기전을 통해서 관여하는데, 동맥, 정맥 순환을 촉진할 수 있는 항사이토카인 제제가 전칠삼 사포닌이다.

예로부터 혈관질환에 사용되어 온 전칠삼에 관해서는 동의보감에도 수록되어 있다. 어쩌면 과거에 사용됐던 천연물 제제들은 과학적인 방법으로 입증하지 못하였더라도 직관적인 방법과 경험으로 천연물들의 약효를 알게 되었던 것 같다. 하지만 현대에

와서는 수천 년간 경험적으로 사용됐던 천연물 속에 함유된 유효성분을 밝히고 입증하는 시대가 된 것 같다. 이런 것을 온고이지신(溫故而知新)이라고 해야 할까? 단지 질병을 치료에 도움을 주는 의약품이나 식품뿐만 아니고 다른 분야에서도 천연물의 성분과 구조를 연구하여서 최첨단 소재로 사용되는 경우가 많다. 예를 들어서 풍뎅이의 딱딱한 껍질 부분을 연구해서 항공기 첨단 소재로 사용한다는 말을 들은 적이 있다.

동의보감에 나오는 전칠삼(田七蔘)의 네 가지 작용은 활혈, 소종, 정통, 지혈 작용이다. 지혈(止血)은 출혈을 그치게 한다는 말이고, 산혈(散血)은 어혈을 풀어준다는 말이다. 소종(消腫)은 종기를 가라앉힌다는 말이고, 정통(定桶)은 통증을 그치게 하는 작용을 말한다. 이 기전을 현대의학으로 규명하려는 연구가 많이 진행되어서 현재 전칠삼에 관한 논문이 아주 많은 편이다. 전칠삼이 네 가지 효과를 발휘하는 이유는 그 안에 포함된 전칠삼 사포닌이 스테로이드 골격을 가지고 있고, 염증을 억제해서 혈관을 보호하고, 심장을 보호하기 때문이다. 전칠삼의 주요 사포닌 3종은 Rg1, Rb1, R1인데, 이 3가지 사포닌이 염증성 사이토카인(TNF-알파, IL-1, IL-6)을 억제해서 이러한 효과를 발휘한다고 연구[16]되고 있다.

전칠삼 추출물 외에 혈관질환에 좋은 성분으로 단삼(丹蔘)이 있다. 단삼의 뿌리 모양이 인체의 혈관과 비슷하게 생겼는데, 색깔도 붉어서 혈관에 좋다고 암시하는 듯하다. 단삼은 산화질소(NO)를 발생해서 혈관을 확장하는 작용[17]이 있다. 전칠삼은 혈관 염증을 억제해 플라크 침착을 줄이므로 혈류 순환을 촉진하는데, 단삼은 혈관을 확장해서 혈류 순환을 돕는다.

전칠삼이 사이토카인을 억제하여서 혈전을 녹이는 작용과 더불어서 급성염증에는 지혈작용도 나타낸다. 과거에는 응급 출혈 상황에서 전칠삼 분말을 상처 부위에 뿌려서 지혈시키는 방법을 많이 사용했고, 또 내적인 출혈에도 전칠삼을 먹어서 효과를 봤다는 이야기도 전해지고 있다. 어떻게 한가지 식물이 두 가지 상반된 작용을 동시에 나타낼 수 있을까?

트롬복산A2(TXA2)는 지혈 작용을 나타내는 프로스타글란딘이고, PGI2는 혈액을 묽게 만드는 프로스타글란딘이다. 두 가

---

16 출처: European Journal of Pharmacology. Voume 833, 15 August 2018, pages 441-450
17 출처: 대한한방내과학회지 = The journal of internal Korean medicine, v20 no. 1, 1999년, pp. 143-152. 조현주(원광대학고 한의과대학 소화기내과학교실), 문석재(원광대학교 한의과대학 소화기내과학교실)

지 프로스타글란딘은 서로 반대의 작용을 나타내지만, 전칠삼은 TXA2와 PGI2의 적절한 비율을 이루며 인체에 가장 적합한 작용을 나타낸다. 이것을 천연물의 아답토젠(Adaptogen) 작용[18]이라고 한다. 천연물 제제의 신비라는 생각이 든다.

동맥에 혈전이 형성되는 이유는 혈관 내피세포가 높은 혈압에 손상되기 때문인데, 내피세포의 탄성을 올려주는 영양물질이 필요하다. 감마리놀렌산은 내피세포에서 생산하는 산화질소량을 증가[19]시킨다. 내피의 탄성을 높여주는 영양소로 콜라겐과 병풀 추출물이 같이 함유된다면 좋은 조합이 될 것이다. 병풀 추출물 속에 함유된 아시아티코사이드는 섬유아세포를 활성화하여서 콜라겐 생성을 촉진하기 때문이다.

혈소판이 너무 잘 응집되어서 혈전이 생긴다면 혈소판 응집 효과를 줄여주는 영양물질을 투여하는 게 좋은데, 감마리놀렌산이 도움을 준다. 감마리놀렌산에서 유도되는 항염증성 프로스타글란딘은 적혈구 세포막에서 유래하는 염증을 억제하고, 염증으로

---

[18] 출처: Comparative Study 〉 Vascul Pharmacol. 2006 Apr;44(4):224-30. doi: 10.1016/j.vph 2005.12.002.Epub 2006 Feb 3.
[19] 출처: Inflammation. 2010 Feb;33(1): 46-57. doi: 10. 1007/s10753-009-9157-8.

인한 피브리노겐의 응집을 억제하는 역할을 해서 혈액순환을 촉진하는 작용이 있다.

정맥이든 동맥이든 문제가 있는 사람들은 전칠삼 사포닌 제제와 감마리놀렌산 고순도 제품을 꾸준히 복용한다면 혈관 내피세포의 세포막과 혈소판의 세포막을 개선하고, 적혈구의 세포막 개선에 도움을 주어서 혈전 예방과 증상 개선에 도움이 될 것이다. 우리 약국에 방문하는 분 중 발목 쪽에 순환이 잘 안되어서 잠자기에 어려움을 겪었는데, 감마리놀렌산 40% 제품과 미네랄 복용으로 상당히 좋아져서 고맙다는 인사를 들은 적이 있다. 또 갑자기 넘어져서 타박 어혈로 파스나 진통제를 찾는 분들에게 전칠삼 추출물 제제 몇 포를 같이 드리면 신기하게 빨리 좋아졌다고 하시며 재구매가 이루어지기도 한다.

02
한방에서 말하는 어혈의 진정한 의미

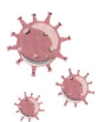

한방(漢方)에서 피가 잘 순환되지 않는 것, 또는 혈액의 유동성이 떨어진 것을 어혈(瘀血)이 있다고 말한다. 어혈은 혈전과 같이 혈관을 막는 덩어리라고 생각할 수 있지만, 좀 더 광범위하게 생각해 본다면 혈액이 걸쭉한 상태를 의미할 수도 있다.

혈액이 걸쭉해져 있는 상태, 즉 어혈이 있는지, 없는지 가장 쉽게 알아볼 방법이 있는데, 적혈구 침강 속도(ESR)를 측정하는 것이다. ESR이 증가한 상태가 바로 어혈이 있는 상태인데, ESR을 증가시키는 주요 원인 물질은 피브리노겐이다.

염증성 사이토카인은 간에서 피브리노겐 생합성을 촉진하므로 혈액의 응고가 잘 되어서 적혈구 침강 속도가 증가하기 때문에 피가 걸쭉해지는데, 피가 걸쭉해진 상태를 어혈이라고 표현하는 것이다. 결국, 어혈을 생기게 하는 것은 염증, 즉 염증성 사이토카인이라고 할 수 있다.

피브리노겐은 혈소판 응집을 유도하는데, 피브리노겐이 증가할수록 혈소판이 서로 응집할 가능성이 크다. 혈소판이 피브리노겐과 결합하려면 혈소판에 수용체가 발현되어야 하는데, 이 수용체 발현을 억제하는 대표적인 약물이 아스피린과 클로피도그렐이다. 즉 두 가지 약물은 지혈 작용하는 혈소판과 혈액 응고 인자인 피브리노겐의 응집을 억제하는 약이라고 할 수 있다. 심장 스텐트를 심었거나 뇌졸중으로 처방 약을 타 먹는 분들이 이런 약을 많이 복용 중일 것이다. 치과 치료를 받거나 시술, 수술 전에 이런 약 복용을 잠시 중단하는 까닭은 혈액 응집을 억제하여 지혈이 안 되기 때문이다.

어혈은 피브리노겐이 증가하고, 그 피브리노겐이 혈소판과 결합해서 작은 덩어리가 되고, 이 덩어리에 작은 크기의 LDL과 적혈구가 달라붙어서 만들어지는 것이다. 어혈이란 혈액이 걸쭉한 상태를 의미하기도 하고, 피브리노겐과 혈소판이 상당히 달라붙은 후에 여기에 콜레스테롤, 적혈구, 칼슘 등의 석회가 달라붙어서 덩어리를 형성한 상태를 말하기도 한다. 나이가 들면서 이 피브리노겐은 자연스럽게 증가하므로 혈전을 만들어 혈액의 흐름이 원활하지 않게 된다.

나이가 들수록 대식세포의 탐식 능력이 저하되고, 장내 부패균도 증가한다. 그리고 간 기능이 저하되기 때문에 체내 이물질이 증가한다. 또 적혈구 숫자가 줄어들고, 변형된 적혈구는 증가한다. 게다가 스트레스에 더 민감하게 반응한다. 더불어 적혈구 침강속도인 ESR이 증가해서 결국 어혈이 많아지는 것이다.

급성염증을 나타내는 수치인 CRP보다 만성 염증을 나타내는 수치인 hsCRP가 혈관을 막는 주범이다. 고지혈증약인 스타틴은 LDL 콜레스테롤을 주로 떨어뜨리고, hsCRP를 떨어뜨리는 데에도 약간 도움을 주어서 부작용만 없다면 참 좋은 약이다. 그런데 만성 염증 수치인 hsCRP가 상승하지 않으면 혈액은 끈적해지지 않는다. 스테로이드 약물은 빠르게 염증을 억제해 세포를 보호하지만, 심혈관 질환에는 전혀 도움이 되지 않는다.

현재 사이토카인을 억제하는 약물인 JAK(야누스 키나아제) 억제제는 너무 강하게 작용해서 암, 감기 등 질환을 유발할 수 있지만, 사포닌은 면역력을 증가시키므로 이러한 부작용이 발생하지 않는다. 전칠삼 추출물 제제는 지혈, 활혈, 소종, 정통 작용이 있으므로, 대혈관 질환, 미세혈관 질환뿐만 아니고, 항 사이토카인 제제로서 대부분의 염증 질환에 도움을 줄 수 있다.

대중목욕탕에 가보면 부항 뜨는 사람을 어렵지 않게 볼 수 있고, 또 한의원에서 정기적으로 사혈을 한다는 사람도 많다. 그렇게 하면 어혈이 빠지면서 몸이 개운하다고 해서 이러한 방법을 예찬하는 사람도 많은 것 같다. 물론 약간의 도움이 되겠지만, 내가 약국에서 만나는 분들의 혈색을 살펴보면 혈 부족 증세가 역력한데도 계속 사혈을 한다는 사람은 무척 걱정스럽다.

약을 먹기보다 주사를 맞으면 약보다 효과가 빠르게 나타나지만, 꼭 필요할 때 주사를 맞아야 하고, 먹는 약이 부작용이 적다. 마찬가지로 내 몸속에 어혈이 많다고 생각되면 굳이 사혈을 하기보다 좋은 기능식품이나 혈액순환 개선제로 기능을 잃어버리고 어혈이 된 혈액을 배출하는 게 좋은 방법일 것이다.

위염, 치매, 아토피, 당뇨, 근감소증, 류머티스 관절염 등은 모두 만성 염증이 관여하는 질병이다. 사망하는 사람 중 50%는 심장마비로 사망한다고 한다. 그런데 심장마비는 나이를 먹으면 자연스럽게 생길 확률이 높다. 특히 지병(면역질환, 성인병)이 있으면 심장마비로 사망할 확률이 더 높아진다.

세포 중 저산소증에 가장 취약한 세포는 뇌세포와 심장 세포이다. 이 두 장기는 혈류를 최우선으로 공급받아야 한다. 그래서 심장에서 나온 신선한 혈액은 관상동맥을 타고 심장에 혈류를 공급하고, 뇌동맥을 통해 뇌에 혈액을 공급한다. 염증으로 인해 혈액이 끈적끈적해지고, 빈혈이 있을 때, 심장마비, 뇌졸중이 올 수 있는데, 막힌 혈관을 소통시키는데 전칠삼 추출물이 도움 되고, 부족한 혈액을 채워주는데 헴철이 좋다. 전칠삼 추출물은 매일 먹어도 좋고 3일에 한 번씩 먹어도 좋다. 특히 심장 쪽 혈관이 안 좋은 분들, 뇌동맥 혈관이 안 좋은 분들은 열심히 먹어준다면 심장병 예방, 뇌혈관 보호에 도움이 될 것이다.

내가 함께 참여하는 약사 독서 토론회인 서우회(書遇會)에서 함께 읽는 책 중 엔드류 램이 저술한 〈의학의 대가들〉이 있는데, 이 책이 너무 재미있어서 저녁 늦게까지 읽었다. 책 내용 중 계속 움직이는 심장을 수술하는데 근대 의학자들이 얼마나 숱한 시행착오를 겪었는지 잘 나온다. 지금 의학 기술이 발달한 시대에 살고 있다는 점이 새삼 고맙게 느껴지기도 했다.

03
낙상 사고에 좋은 영양소 요법

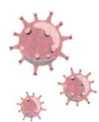

나이 들수록 예기치 않게 넘어지거나 낙상사고를 당하여 골절되거나 뼈에 금이 가는 경우가 많다. 또 잘못 삐끗하여 염좌가 생겨서 병원이나 약국에 방문하는 분들이 많다. 간단하게는 파스나 소염진통제, 근이완제 등을 사가기도 하지만, 심하면 병원에 수개월 입원해야 하는 경우도 생긴다. 70 넘은 분들이 낙상사고를 당하면 움직이지 못하고 누워만 있게 되므로 이후에 급격하게 근육이 빠지고 보행 능력이 저하되는 분들이 많다.

며칠 전 내가 갑자기 다친 이야기를 하자면, 퇴근 후 씻으려고 바지를 벗는 순간 왼쪽 발에 바지 밑단이 걸려서 넘어지고 말았다. 그런데 하필이면 스탠드형 옷걸이 밑동에 엉덩이가 부딪쳤다. 순간적으로 돌출된 물건에 부딪치니 손쓸 겨를이 없었다. 필자는 나름 순발력이 좋아서 넘어져도 심하게 다치지는 않았는데, 오른쪽 엉덩이 부분이 급격하게 부어올랐다. 집에 있는 파스를 붙이고, 소염진통제를 먹고, 또 전칠삼 추출물 한 포까지 챙겨 먹고 누웠는데, 오른쪽으로 돌아누울 수 없을뿐더러, 우측 다리가 저리고 쥐가 나기도 하였다. 다음날 할 일들이 많은지라 이러다가 못 일어날 것 같아서 전칠삼을 한 포 더 먹었다. 그리고 끙끙거리며 어렵게 잠이 들었다. 그런데 다음날 신기하게도 부기가 내리고 돌아누울 수 있게 되었다. 완전히 회복된 것은 아니지만, 일상생활에 큰 지장이 없을 정도로 움직일 수 있게 되니, 새삼 전칠삼 추출물이 타박 어혈에 참 좋다는 생각이 들었다.

엉덩이가 욱신거릴 뿐 아니라 다리가 저리고 아프니 참 고통스러운 경험이었는데, 약국에 가끔 오시는 70대 아주머니가 생각났다. 이분은 어렸을 적 돌팔이 의사에게 잘못 처치를 받아서 왼쪽 다리가 매우 짧고, 작아졌는데, 혈액순환도 잘 안되는 상태이다. 의료보호 환자라서 국가에서 제공된 전동차를 타고 다니시고, 요양사분을 대동하고 약국에 오신다. 이분은 평생 다리가 저리고 아픈데, 특히 밤에 심하다고 하신다. 내가 잠시 다쳐서 다리가 저리고 아파도 그렇게 괴로운데, 평생을 그런 상태로 지내니 얼마나 힘들겠는가? 다 알지는 못하지만, 이런 증상으로 고생하는 분들이 한둘이 아닐 것이다.

물론 정형외과나 한의원에서 물리치료 받고, 침도 맞고, 처방약도 타다가 먹지만, 처방 약은 대개 의료보험 적용이 되는 약물에 국한된 처방이 나온다. 하지만 근골격계 질환은 이런 약만으로 문제가 없어지는 것이 아니다. 여러 가지 관절 건강식품인 MSM, 칼슘 등 미네랄제제, 콘드로이틴 등을 챙겨 먹겠지만, 이런 제품만으로 충분하지 않을 때는 순도 높은 전칠삼 추출물 제제를 같이 곁들인다면 머리부터 발끝까지 막힌 혈관을 소통시켜서 매우 도움이 될 것이다.

한 가지 더 약국에서의 경험을 말씀드리자면 60대 초반 여성분이 눈발이 터져서 안약을 사러 오셨다. 충혈제거 안약과 더불어서 전칠삼 추출물 한 포를 드리며 '같이 드시면 빨리 나을 거라'고 말하니 '무슨 한 포로 효과를 보겠느냐'라고 하며 반신반의하며 사 가셨다. 그런데 다음날 이분이 오셨는데, 글쎄 모세혈관 터진 핏줄이 거의 보이지 않았다. 이분이 신기해하면서 한 포를 더 구매해 가셨다. 그래서 나는 약국에 파스를 사러 오시거나 어디가 담에 걸려서 방문하는 분들에게 전칠삼 한두 포를 같이 드시라고 권하는 편이고, 대개는 결과에 만족하는 편이다. 척추관 협착증으로 허리에서 다리 쪽으로 늘 저리고, 당기고 아픈 분들도 전칠삼 추출물 제제를 챙겨 먹는다면 상당히 도움이 될 것이다.

타박 어혈에 도움이 되는 또 다른 한방 처방으로 당귀수산(當歸鬚散)이 있다. 이 제제는 낱 포로 판매되니 타박 어혈에 응용해도 좋다. 그리고 트록세루틴 제제도 엠플이나 포로 나오니 이런 성분들도 타박상을 당하거나 수술이나 시술 후 부기를 내리는 데도 도움이 될 것이다.

04
하지정맥류에 도움을 주는 영양소 요법

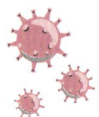

　우리나라 2016년 통계자료에 의하자면 한해에 15만 명이 하지정맥류로 병원을 방문하였다고 한다. 정맥질환(정맥류)의 원인이 정맥혈관의 탄력 부족 때문이라고 알고 있지만, 만성 염증이 그 근본 원인이라고 할 수 있다. 미세혈류 장애의 원인도 결국 만성 염증이다.

　정맥혈관에 압력을 주는 요인으로 너무 오래 서 있거나, 내장비만, 임신, 변비와 같은 것들이 있다. 그러면 아래쪽 정맥 혈관이 부풀어 오르게 되고, 혈액이 고여서 혈압이 높아진다. 정맥혈류 정체 자체가 염증이 되는 것이다. 염증은 혈액을 끈적하게 만들고, 저산소증(hypoxia) 상태를 유발하는데, 끈적해진 혈액은 내피세포를 손상시킨다.

이코노미클래스 증후군(Economy class syndrome)의 정식 병명은 심부정맥혈전증 (DVT, Deep Vein Thrombosis)이다. 이코노미 클래스란 비행기에서 가장 좁은 좌석을 말하는데, 비행기를 타고 내렸을 때 심장마비가 오는 것이 가장 치명적인 증상이다. 미국에서 한해 10만 명 정도가 DVT로 사망한다. 장시간 좁은 비행기 좌석에 앉아서 가느라 다리 쪽으로 혈액순환이 안 되고, 혈전이 생성되는데 혈전이 폐로 올라가 폐동맥을 막아버려서 심장마비로 사망하는 것이다. 정맥 순환이 안 되면 가볍게는 다리에 통증이 생길 수도 있지만, 심각하게는 DVT로 인해 생명을 위협하는 무서운 질환이 생길 수도 있는 것이다.

DVT로 인한 사망 예방법으로 Vena Cava Filter(우산대처럼 생긴 것)를 허벅지 안쪽 심부 정맥에 삽입하는 방법이 있다. 정맥혈전이 폐와 심장을 막는 것 방지하는 것이다. 혈액이 심장 → 동맥 → 종아리 표재 정맥 → 허벅지 심부 정맥 → 폐 이런 순서로 흐르므로 DVT는 가장 먼저 종아리가 부어오르게 된다.

정맥에도 몇 가지 종류가 있는데, 근육 사이에 있는 깊은 곳의 정맥을 심부(深部) 정맥이라고 하고, 피부 아래에 있는 정맥을 표재(表在) 정맥이라고 하는데, 심부 정맥과 표재 정맥 사이를 연결해 주는 교통 정맥도 있다. 정맥의 늘어짐으로 인해 병변이 생기는 위치는 종아리와 허벅지이다. 종아리에 있는 표재 정맥은 소복재 정맥(90%)이고, 허벅지에 있는 표재 정맥은 대복재 정맥이다. 종아리 쪽 심부 정맥에서 올라가는 혈관이 허벅지 쪽의 대복재 정맥과 만나야 하는데, 종아리 쪽 심부 정맥에 압력이 많이 걸린다면 혈관이 합해지지 못하고 정맥류가 생겨서 부풀어 오르게 된다.

부풀어 오르는 정맥의 단계(Stage of Varicose Veins)를 1~4단계로 나눌 수가 있다. 정맥류 1단계를 거미상 정맥류라고 한다. 거미 한 마리를 그려 놓은 것처럼 실핏줄이 보이는 상태를 말하는데, 물론 정상과 1단계 사이에 중간에 끼인 상태도 있을 것이다. 이것을 0.5 단계라고 본다면 거미줄과 같은 푸른 핏줄은 보이지 않지만, 다리가 아프거나 찌릿찌릿한 증상이 나타나는 현상도 정맥류 초기라고 판단할 수 있다.

정상적인 정맥은 다리의 근육에서 심부 정맥에 있는 혈액을 그대로 밀어 올릴 수가 있지만, 오랫동안 서서 일하는 사람이나 다리의 근육이 약한 사람들은 위로 올리는 역할을 하지 못한다. 그래서 종아리 근육을 제2의 심장이라고 한다. 계단 끝에 서서 옆에 지지대를 잡고 발끝으로 서서 올렸다 내렸다 하는 운동을 하면 종아리 근육 단련에 도움이 된다.

특히 정맥은 동맥보다 평활근이 얇은데, 내피세포와 평활근 사이에 콜라겐층이 존재해서 움직임을 돕게 된다. 정맥혈관 내에 판막이 있는 점이 동맥혈관과 다르다. 염증이 생기면 염증성 사이토카인이 평활근을 위축시키게 되는데, 한쪽 혈관은 두꺼워져서 비대가 되고, 다른 한쪽은 위축되다 보면, 당기어져서 이동하게 되고, 결과적으로 혈관의 한쪽이 기울어지게 된다. 그러면 돌출된 혈관 쪽으로 혈류 정체가 일어나므로 혈전이 만들어질 수 있는데, 이 혈전이 떨어져 나가서 심장을 막는 것이 심부정맥혈전인 것이다.

허벅지나 장딴지에 거미줄 같은 실핏줄이 터진다면 하지정맥류 초기라고 할 수 있다. 정맥 내피세포가 손상되어서 혈액이 빠져나온 것이다. 다리가 통통 붓는다면 이미 내피세포가 손상되었다고 봐도 될 것이다. 까만 점이 생긴 것도 사실 혈관이 터져서 뭉친 것이라고 한다. 모세혈관에 혈액 공급이 잘 안된다면 모세혈관 내피세포가 점점 죽게 될 것이다.

   염증에 의한 모세혈관 막힘 현상은 심장에서 먼 곳부터 생기게 된다. 혈관에 압력이 많이 걸리게 되면 염증성 사이토카인이 허혈(hypoxia)을 유발하게 되고, 산소 공급이 잘 안되므로 콜라겐층을 녹이게 된다. 정맥은 동맥보다 근육층과 콜라겐층이 더 얇은 상태인데, MMP 효소가 혈관을 구성하는 콜라겐을 분해해서 탄력을 더 떨어뜨리게 된다. 이렇게 정맥의 탄력을 떨어뜨리는 요인이 만성 염증이다. 염증성 사이토카인이 콜라겐을 분해하는 효소인 MMP를 활성화하고, 혈관을 늘어뜨리는 것이다.

   만성 염증에 의해 동맥에 플라크가 끼기도 하고, 정맥 혈관이 늘어지기도 한다. 동맥 순환 개선제로 은행잎 제제를, 정맥 순환 개선제로는 포도씨, 포도잎 추출물과 병풀 추출물 등을 사용할 수 있다. 이 성분들의 작용 기전의 기저에는 모두 염증성 사이토카인을 줄이는 효과가 있다.

   하지정맥류 1단계에 투여할 수 있는 일반 의약품 중 센시아는 병풀 추출물 속에 함유된 센탈라아시아티카라는 성분이 효과를 나타내는 것인데, 이 성분은 테르페노이드(terpenoid) 사포인이다. 병풀 추출물이 적포도잎 추출물보다 정맥류에 더 효과적이라고 보는 근거는 병풀 추출물은 사포닌 배당체이고, 적포도잎 추출물은 플라보노이드 배당체라는 것이다. 구조적인 차이점에서 사포닌 배당체가 플라보노이드 배당체보다 더 강력하게 염증성 사이토카인을 억제해서 혈관 늘어짐을 예방하고 도움을 줄 것으로 생각한다.

센시아, 베니톨 등의 정맥 순환 개선제가 있지만, 전칠삼 추출물도 정맥류, 부종 등에 좋은 개선 효과를 기대할 수 있다. 전칠삼 사포닌은 더욱 강력한 항 사이토카인 작용이 있기 때문이다. 전칠삼 추출물은 정맥 순환과 동맥 순환을 동시에 잘 시키고, 막힌 혈관을 뚫어주는 데 도움이 되므로 이코노미클래스 증후군을 예방하는 데에도 좋을 것이다. 비행기 타면서 전칠삼 추출물 제제 한 포를 먹으면 다리도 안 아프고 피로 개선에도 좋다. 피임약을 복용하는 여성들, 흡연자들, 당뇨병 앓는 분들은 혈전에 더욱 취약하니 미리미리 조심할 필요가 있다. 전칠삼과 더불어서 아르기닌도 같이 먹어준다면 혈관을 확장해 주므로 장기간 비행기를 타거나 차를 탈 때 도움이 될 것이다.

05
레이노 증후군에 도움이 되는 영양소 요법

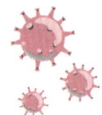

추운 겨울이 유난히 싫은 사람이 있는데, 추위를 지나치게 타는 사람들이다. 그냥 추위를 타는 게 아니고 손발과 입술까지 새파랗게 되면서 몹시 고통스러워하는데, 바로 레이노 증후군이다. 잘 때도 수면 양말을 신고 자야 하고, 여름에도 꼭 양말을 신어야 잠을 이룰 수 있다. 입술은 털이 안 나는 피부이므로 점막에 속하는데, 추위를 가장 빨리 느끼는 곳이기도 하다.

레이노 증후군은 손발의 혈관이 과도하게 수축해서 손, 발가락의 색깔이 하얗게 변하거나, 새파랗게 변하는 것을 일컫는다. 레이노 증후군은 특별한 원인이나 질환을 동반하지 않는 1차 성과, 특정 질환을 동반한 2차 성이 있다.

1차 성 레이노 증후군은 젊은 여성에게 잘 나타나는데, 기저 질환이 없이 혈관이 과도하게 수축하여서 발생한다. 젊은 여성들은 균형 있게 식사하지 않고, 체중이 적게 나가면서 피하 지방층이 얇다. 그리고 생리혈은 과다하나 충분한 철분 섭취가 안 되므로 혈액이 부족하여서 추위를 많이 타는 것 같다.

한 가지 더 젊은 여성들이 추위를 많이 타는 이유 중 환경 독소와 관련이 있는데, 뜨거운 비닐봉지에 음식을 담아 먹거나, 샴푸, 치약, 세제, 립스틱 등 알게 모르게 환경 독소들이 체내에 쌓여서 대사 과정을 방해해서 그럴 수 있다. 그러면 갑상샘 기능이 자기도 모르게 저하되거나 말초에서 활성형 갑상샘 호르몬 T3로 전환이 잘 안되어서 추위를 많이 타기도 한다. 여기에 도움을 주는 영양소는 요오드이다. 요오드는 중금속 및 여러 가지 지노에스트로겐을 몰아내어서 체온도 올라가고, 몸의 부기도 내려 주면서 활기차게 해주는 영양소이다.

2차 성 레이노 증후군의 원인으로는 자가면역질환, 혈액학적인 문제, 갑상샘 기능 저하, 심혈관 질환, 당뇨 등이 있다. 2차 성 레이노 증후군은 40~50대 이후에 나타난다. 아무래도 나이가 들어감에 따라서 몸 안의 노폐물이 축적되고, 대사기능이 저하되는 것과 관련되는 듯하다.

　레이노 증후군에 도움 되는 영양소 처방은 과연 뭘까? 은행엽 엑스제제, 나토키나제, 오메가-3 등도 좋은 혈액 순환제이지만, 전칠삼 고순도 추출물 제제는 동맥과 정맥 순환 및 모세혈관 순환 모두 도움을 주어서 레이노 증후군을 해소하는 데 좋다. 아르기닌 제제도 좋은데, 아르기닌은 혈관 내피에서 산화질소를 발생시켜서 혈관을 확장해주는 작용이 있다. 경험상 전칠삼 추출물 제제와 더불어서 혈액을 보충해주는 헴철 제제를 같이 복용할 경우 좋아지는 사람들이 많았다.

　한방 처방으로 몸이 아주 찬 사람에게 사용하는 마황부자세신탕(麻黃附子細辛湯), 당귀사역가오수유생강탕(當歸四逆加鳴茱萸生薑湯)이 있다. 마부신탕은 등 짝 한군데가 아주 시리다고 느낄 때 단기간으로 먹으면 마황이 표피로 땀을 배출 시켜주고, 부자의 뜨거운 약성과 세신의 모세혈관 확장 작용으로 한기를 가시게 하지만, 체력이 약한 사람에게는 부담될 수도 있다. 당사오처방은 그야말로 레이노 증후군에 쓰는 대표적인 한방약이지만, 오수유의 약성도 좀 강한 편이어서 체질에 따라서 호불호가 많이 갈린다. 하지만 한방약은 그 증(症)에 맞기만 하면 기가 막히게 효과를 보기도 한다.

 전칠삼 추출물 제제와 아르기닌 제제는 체질을 꼭 따지지 않아도 대부분 먹을 수 있지만, 혈관이 매우 약하거나 빈혈증이 심한 사람이나 너무 열이 많은 체질을 가진 사람들은 1/2 용량으로 나누어서 복용하는 게 좋다.

4장

혈액을 보급해야 염증이 줄어든다

01
우울증의 근본 원인은 염증

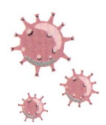

 우리의 감정과 기분을 지배하는 중추 신경 전달물질 중 가장 중요한 세 가지는 도파민, 노르아드레날린, 세로토닌이다. 이 세 가지를 모노아민이라고 부른다. 도파민은 보상과 성취감을 주고, 노르아드레날린은 긴장할 때, 공부 등 집중할 때 필요하다. 행복 호르몬 세로토닌은 낮에 만들어지고, 해가 지면 수면 호르몬인 멜라토닌으로 급속도로 전환된다.

 우울(약간의 우울감도 포함)증에 걸리는 이유는 신경전달 물질의 기초적인 원료가 되는 아미노산인 트립토판에서 세로토닌, 멜라토닌으로 전환하는 데 필요한 과정이 원활하지 못하기 때문이다. 이 과정에 반드시 철분과 엽산이 필요하고, 비타민 B6도 필요하다. 그러므로 철분과 엽산, B6가 신경전달 물질을 만드는 가장 중요한 영양소라고 할 수 있다. 이런 영양소가 부족하면 우울하거나 잠이 잘 안 오거나 불안해질 수 있다.

세포는 둘러싸는 세포막이 있고 세포 안에는 핵(DNA)이 있으며 핵 바깥의 물질을 세포질이라고 부른다. 적혈구가 세포 분열하기 위해서는 핵도 분열해야 하고, 세포막도 늘어나야 하는데, 인체에서 빨리 증가하는 세포 중 하나가 적혈구이다. 적혈구는 성장 과정에서 핵이 빠져나가는데, 이 과정에 비타민B12와 엽산이 꼭 필요하다. 이 두 가지 영양소가 없다면 정상적인 적혈구가 안 만들어지고 거대적아구가 되어서 산소 공급 능력이 없어지게 된다.

대부분의 세포 안에는 핵이 있는데, 핵 안에 있는 미토콘드리아가 에너지를 만들어서 신진대사를 촉진하고, 세포 자체에도 공급하게 된다. 하지만 혈액을 실어 나르는 적혈구는 분열 과정에 핵이 빠져나가므로 크기가 줄어들게 되며, 자신에게 에너지를 공급하지는 않지만, 몸 전체의 조직으로 산소를 공급하는 일을 수행하고 약 120일 정도면 그 임무를 마치고 파괴된다. 이같이 적혈구는 자신보다 다른 조직에 산소를 공급하도록 최적화되었다고 할 수 있다. 핵이 빠져나간 적혈구는 가운데가 오목한 도넛 모

헤모글로빈 구조

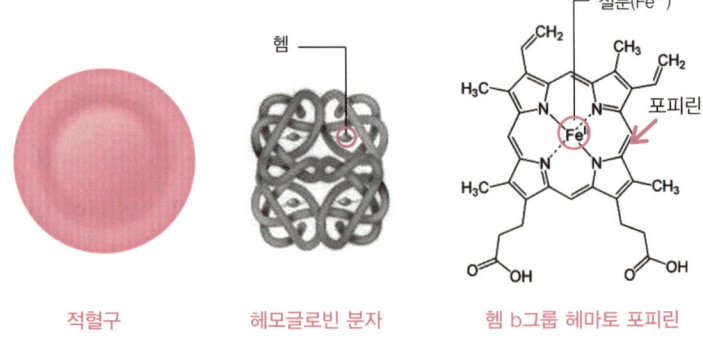

포피린: 철분을 감싸고 있는 구조를 말함

양을 하고 있으며, 표면적이 넓어서 산소를 받아들이기 쉬운 구조를 하고 있다.

그런데 철분은 체내에서 철분 이온(Fe^{2+}, Fe^{3+}) 상태로 존재하지 않는다. 철 이온은 산소와 만나면 즉시 반응하게 되므로 포피린이라는 구조물 속에 존재하는데, 이러한 철분 형태를 헴철이라고 한다. 적혈구 안에는 무수한 헴 철이 가득 담겨있다.

헴철은 온몸에 산소를 나르는 역할도 하지만 신경전달 물질을 만드는 데도 관여한다. 산소가 있어야 행복 호르몬인 세로토닌, 집중하는 데 필요한 아드레날린이 만들어진다. 그런데 뇌세포는 저산소증에 가장 민감하다. 산소가 부족하면 뇌신경 전달물질들이 제대로 만들어지지 못하고 우울증, 불안, 불면증에 시달리게 된다. 혈액의 25% 이상이 뇌로 올라가는데, 여러 가지 정신적인 문제가 일어나는 가장 큰 이유가 뇌로 공급되는 헴철이 충분하지 못하여 저산소증에 빠지기 때문이라고 할 수 있다.

뇌는 산소가 부족해지면 바로 염증 상태에 빠지게 된다. HIF(Hypoxia Inducible Factor)라는 인자가 있다. 저산소증으로 유도되는 인자이다. HIF 단백질은 꾸준히 만들어지는데, 세포에 산소가 공급되면 곧바로 분해되지만, 산소가 충분히 공급되지 않으면 뇌세포에 염증을 일으키게 된다. 그러므로 뇌세포가 건강하고 제 기능을 발휘하기 위해서는 충분한 산소가 공급되는 것이 기본이라고 할 수 있다.

이러한 시스템은 뇌세포를 보호하기 위한 작용으로 생각되는데, 만약 뇌로 충분한 산소가 공급되지 못하면 HIF는 뇌세포의 핵 안으로 들어가서 염증성 사이토카인을 만들어내어 뇌세포를 염증 상태에 빠지게 한다. 우울해지고, 불안, 초조, 공황장애가 일어나는 가장 큰 원인이 뇌세포에 산소 공급이 잘 안되기 때문에 염증이 생겨서 그런 것이다.

저산소증은 염증을 유발한다

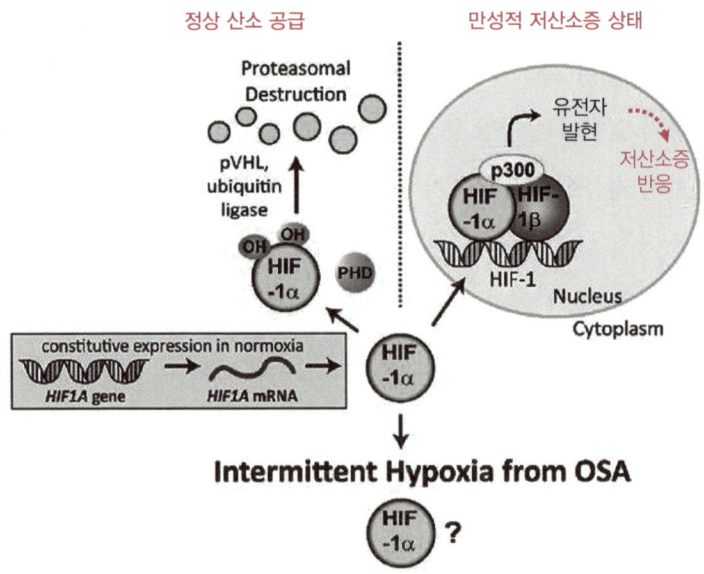

출처: Obstructive Sleep Apnea Activates HIF-1 in a Hypoxia Dose-Dependent Manner in HCT116 Colorectal Carcinoma Cells

신경의 기초단위는 뉴런인데, 뉴런과 뉴런의 사이를 시냅스라고 부른다. 신경은 마치 나무와 같이 생겼는데, 위로 나뭇가지가 많고, 땅속에 있는 뿌리도 나뭇가지처럼 사방으로 뻗어있다. 이처럼 신경도 사방으로 뻗어있는 수상돌기에서 신경전달물질이 만들어져서 축삭 말단으로 전달된다. 우리가 느끼는 모든 감각은 신경이 있기 때문이고, 혈액순환뿐만 아니고 신경전달이 잘되어야 건강하다.

우울증이 생기는 이유는 시냅스 간극에 세로토닌이 부족해지기 때문이다. 하지불안증후군이나 파킨슨병은 시냅스 간극에 도파민이 부족해서 생기는 질병이고, 요즘 많은 아이가 겪는 질병인 ADHD(과잉행동 증후군)도 도파민이 부족해서 생기게 된다. 이같이 정신적인 질병들은 신경전달물질의 합성 과정이 원활하지 못하기 때문이기도 하고, 또 만들어져도 재흡수가 너무 많이 되어서 부족해지기도 한다. 그리고 MAO 효소나 COMT 효소에 의해서 신경전달물질들이 분해되기도 하므로 우울증, 불안증 등이 생긴다.

이것을 비유로 말하자면 행복이라는 돈을 많이 벌지 못하여, 빚 갚는데 많은 돈을 지출해야 하고, 또 돈 쓸 곳도 많다고 하면 늘 생활고에 시달릴 수밖에 없다. 이같이 우울증, 불안증은 행복하게 만드는 신경전달물질이 절대적으로 부족해서 생기는 것이다.

우울증 치료제인 프로작 같은 약물을 SSRI라고 하는데, 세로토닌의 재흡수를 막아서 세로토닌 농도를 좀 늘려주는 약이다. 또 신경전달물질을 분해하는 효소인 MAO를 차단하는 약물도 있다. 또 요즘에는 잠을 잘 자게 만드는 멜라토닌을 직접 공급하는 약물도 각광을 받고 있다.

하지만 가장 근본적인 대책은 뇌세포 쪽으로 충분한 산소를 공급하는 일이다. 철분이 부족해지면 뇌 신경전달물질의 합성 자체가 어려워지기 때문이다. 그러므로 우울해지거나 잠이 깊이 안 오거나 불안해진다면 뇌세포로 산소를 잘 공급할 수 있는 헴 철의 보급이 급선무라고 할 수 있다.

헴철이 부족해 지면 뇌세포에 HIF 단백질이 만들어져서 염증 상태가 된다. 뇌세포에 염증이 생기면 가바(GABA)보다 NMDA 수용체를 자극해서 뇌가 차분하지 못하고 각성상태가 된다. 각성은 뭔가를 집중할 때는 필요하지만, 각성상태가 지속되면 뇌신경은 계속 흥분상태에 있게 되고, 불면증이 생기거나 신경이 예민하고 날카로워질 수 있다. 그러면 우울증, 불면증, 공황장애, ADHD, 자폐증, 파킨슨병등을 유발할 수 있다.

그런데 뇌세포는 적혈구를 구성하는 헴(heme)을 생합성 하는 능력이 없다. 간이나 골수에서 만들어진 헴을 사용하든지, 제품으로 복용한 헴철을 사용해야 한다. 무기 철분을 먹더라도 뇌에서는 철분을 감싸는 구조물인 포피린을 합성하지 못한다. 포피린이 합성되려면 여러 가지 복잡한 과정을 거쳐야 하는데, 간이나 골수로 들어가서 포피린을 합성한 후 철분과 결합해서 헴 구조를 합성해야 비로소 뇌에서 사용될 수 있으므로 효과를 나타내는 데 많은 시간이 필요하다.

그러므로 여러 가지 정신적인 문제를 해결할 목적으로 철분을 복용하려고 한다면 무기철 보다 바로 뇌에서 사용 가능한 헴철을 먹는 게 좋을 것이다. 뇌에는 유해 물질 유입을 차단하기 위한 뇌혈관 장벽인 BBB가 있다. 고순도의 헴 철은 BBB를 통과해서 바로 뇌에서 사용할 수 있지만, 합성 철분은 트란스페린 Fe^{3+} 복합체만 제한적 흡수가 가능하다.

현대인 중 우울감, 뇌 피로감, 기분 저하, 우울증, 불면증 등의 신경질환에 놓여 있는 사람이 많다. 처방 약들은 디아제팜같이 GABA 수용체에 작용하는 기전을 가지는 경우가 많지만, 이러한 약들은 습관성이 되기도 하고, 건망증이나 치매를 유발하는 경향이 있다. 또 매우 무기력하게 느낄 수도 있는데, 처방 약을 차차로 줄여가면서 헴철과 엽산으로 정신적인 질병들도 개선하면 좋겠다.

02
만성 염증이 있으면
철분의 흡수가 제한되는 이유

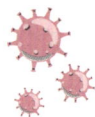

시금치나 쇠고기 등 철분이 든 음식을 먹으면 위장관에서 철분이 흡수된 후에 트란스페린이라는 수송 단백질을 타고, 필요한 목적지로 이동한다. 적혈구 내의 철분은 재사용되는데, 적혈구의 수명이 다하면 비장에 있는 대식세포에 의해 파괴되고, 재사용되기 위해 트란스페린 단백질을 타고 철분이 필요한 목적지로 이동한다.

철분의 섭취가 정상이라면 혈액에서 철분을 실어나르는 단백질인 트렌스페린 수치가 일정하게 유지되지만, 철분의 섭취가 부족하면 트란스페린의 양이 증가해서 철분이 필요한 장기에 더 빨리 실어 나르게 된다.

저산소증은 염증을 유발한다

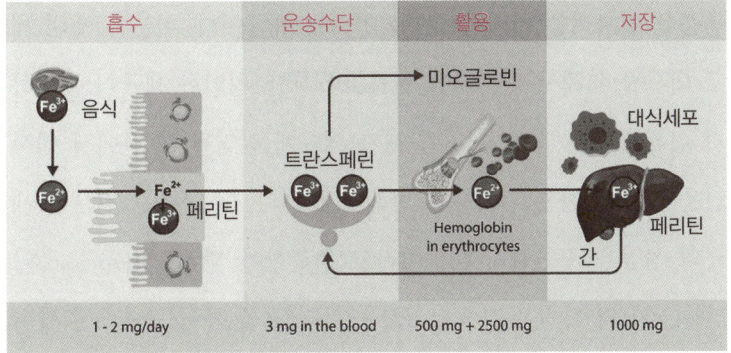

출처: BPS Bioscience Scientist Founded, Scientist Driven. Transferrin Receptor – Part 1: Pathophysiology and Potential as a Therapeutic Target

철은 주로 적혈구 내에 존재하는데, 적혈구 외 모든 세포 속에도 저장하고 있고, 간이나 비장에 주로 저장된다. 저장 철은 페리틴 단백질 형태로 저장된다. 철 결핍성 빈혈 상태에서는 철을 실어 나르는 트렌스페린 단백질은 증가하지만, 저장 철인 페리틴은 감소할 것이다. 쓸 돈이 부족한데 저축할 돈이 어디 있겠는가? 혈색소 수치로 빈혈의 유무를 판단할 수 있지만, 그 빈혈의 원인은 트렌스페린과 페리틴 수치로 감별할 수 있다. 혈액 검진표에서 트렌스페린은 증가하고, 페리틴이 감소한다면 철 결핍성 빈혈로 진단할 수 있다.

감기에 걸리거나 폐렴에 걸리면 체내 염증이 증가한다. 체내 염증을 일으키는 가장 큰 위험 인자는 세균이다. 철분은 체내 세포 대사를 위해서 필수적인 영양소이지만, 침입한 세균이 증식하기 위해서도 꼭 필요하다. 인체가 세균에 감염될 때 간에서 헵시딘을 만들어 철분의 이용을 방해하게 된다. 그 이유는 철분이 세균의 성장을 촉진하기 때문이라고 추측한다. 헵시딘(Hepcidin)이라는 단어의 어원은 간에서 헵(hep-), 세균을 죽이는 단백질 사이

염증성 질환에서 헵시딘의 역할

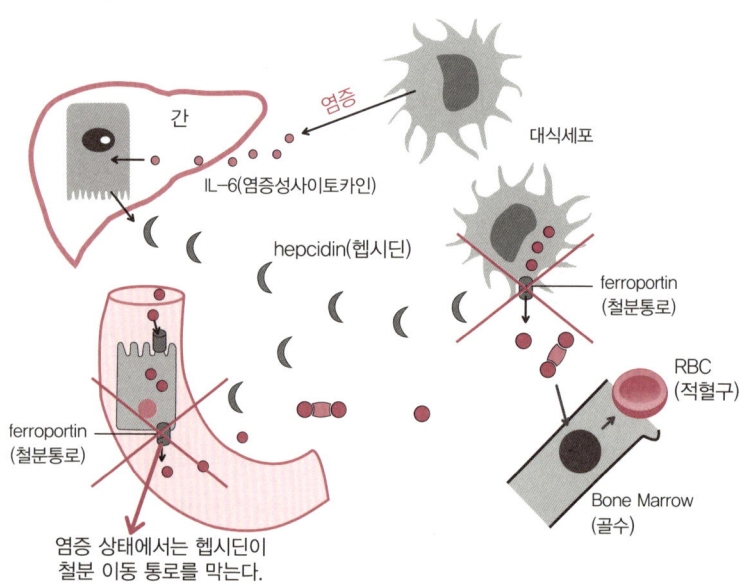

출처: Journal List 〉 Blood Res 〉 v.48(1) 〉 1092057 . Role of hepcidin in the pathophysiology and diagnosis of anemia

딘(-cidin)이다. 철분은 어린이 성장도 도와주지만, 세균도 성장시키니 세균이 철분을 흡수하지 못하도록 차단벽을 치는 것이라고 할 수 있다. 이것도 인체가 살기 위한 하나의 방편인 듯하다. 하지만 철분 흡수가 잘 안되니 세균도 못 살겠지만, 인체도 죽을 판이 되는 것이다.

간세포와 대식세포에서 철이 세포 밖으로 나갈 때는 페로포틴(ferroportin, FPN)이라는 통로를 사용한다. 그런데 염증 상태에는 간에서 헵시딘을 합성하여서 십이지장과 간, 비장에 있는 철분의 통로인 페로포틴을 막아버린다. 그렇게 되면 철분이 혈류로 들어와 간과 골수로 이동할 수 없으므로 적혈구 생산에 활용할 수 없다. 즉 염증 상태에는 철분이 있어도 활용하기 어렵다는 말이다. '보고있어도 보고 싶다'라는 노랫말이 있는데, 철분이 있어도 정작 철분을 만나지 못하는 상황이랄까?

만성 염증에 의한 빈혈은 철 결핍성 빈혈에서 나타날 수 있는 심한 빈혈증은 나타나지 않고, 일반적으로 7~11 정도의 혈색소 수치를 보인다. 만성 염증성 빈혈증이 생긴 경우에도 철분을 투여할 필요가 있을 것이다. 하지만 무기 철분을 투여하면 헵시딘이 철분의 이동을 막으므로 혈 부족증 해소가 잘 안될 수 있다.

반면 헴철이 이동하는 통로는 무기 철분이 이동하는 통로와 다른데, FLVCR 이라는 통로이다. 이 통로는 다행히도 헵시딘이 차단하지 않는 것으로 알려져 있다. 그러므로 만성 염증이 있다면 가능하면 헴철을 챙겨 먹는 것이 효율적일 것이다. 이 내용은 뒤에서 좀 더 자세하게 다루겠습니다.

03
만성 염증 질환이 있는 사람들이
빈혈이 되기 쉬운 이유

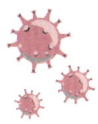

 빈혈에는 철 결핍에 의한 빈혈(IDA:iron deficiency anemia)과 만성 질환에 의한 빈혈(ACD:Anemia of Chronic Disease)이 있다. 성장기 어린이나, 사춘기 소녀가 생리혈을 많이 배출해서 빈혈이 있다면 철 결핍성 빈혈이고, 40대 이상의 나이에서 만성 염증이 있는데, 혈 부족증이 동반된다면 만성 염증성 빈혈이라고 할 수 있다.

 두 가지 형태의 빈혈이 섞여 있는 사람도 많다. 철 결핍성 빈혈과 만성 염증성 빈혈을 구분할 수 있는 가장 좋은 혈액 지표는 페리틴 수치이다. 철 결핍성 빈혈은 페리틴 수치가 낮아져 있고, 만성 염증성 빈혈은 페리틴 수치가 높다. 철분이 부족한 사람은 저장 철인 페리틴 수치가 낮은 것이고, 만성 염증이 있는 사람은 철분 수치가 높더라도 헵시딘 단백질이 철분의 이동을 억제하여서 빈혈이 생긴 것이므로 페리틴 수치는 오히려 높은 것이다. 철 결핍성 빈혈은 철분의 섭취가 부족하거나 혈액 소실이 많아서 생기지만, 만성 염증성 빈혈은 철분의 흡수, 이용(재활용)이 잘 안되기 때문에 생긴다.

피를 구성하는 혈구(적혈구, 백혈구, 혈소판)는 골수에서 만들어진다. 적혈구의 크기가 작으면(소 적혈구) 철분 결핍이고, 적혈구의 크기가 크다면 비타민B12와 엽산 결핍으로 거대적아구성 빈혈이 생긴 것이다. 철 부족이나 엽산, B12 부족이 있으면 골수에서 혈액이 잘 안 만들어져서 빈혈이 되는데, 체내 염증으로 인한 빈혈은 적혈구 생성도 줄이고, 120일을 다 살지 못하게 수명도 줄일 것이다. 적혈구도 일종의 세포로 이해한다면, 만성 염증 상태에서는 적혈구 세포가 제 수명을 다하지 못하고, 일찍 깨지기도 한다. 현미경으로 적혈구의 모양을 관찰했을 때 적혈구의 크기는 정상인데, 모양이 우둘투둘하게 손상되어 있다면 만성 염증에 의한 빈혈일 확률이 높다.

염증성 프로스타글란딘(PGE2)을 만드는 오메가6 기름보다는 염증을 억제하는 좋은 기름인 오메가3나 감마리놀렌산 등의 섭취도 중요하다. 좋은 불포화지방산은 적혈구의 모양이 깨지지 않고 유지하게 도와주는데. 특히 감마리놀렌산 고함량 제품은 염증을 억제하는 프로스타글란딘(PGE1)을 유도하므로 항염증에 좋고, 염증으로 가득한 적혈구의 세포막을 교정하여서 탄력성있는 세포막으로 바꾸어주고, 적혈구 수명을 늘리는 데 도움을 줄 것이다.

인체 세포의 대부분은 태어나서 한 곳을 지키는데, 적혈구 세포는 죽을 때까지 돌아다니는 특징을 가지고 있어서 모세혈관과 부딪치고 마찰하게 된다. 마찰로 인해 손상된 세포막을 복구할 수 없으면 신기하게도 대식세포가 알아보고 탐식한다. 낡은 세포나 대사된 찌꺼기를 처리하는 것이 대식세포의 임무 중 하나이기 때문이다. 만약 대식세포의 노폐물 처리 능력이 떨어진다면 우리 혈관은 순식간에 쓰레기장이 될 것이다.

만성 염증을 일으키는 요인 중 저산소증과 이물질이 있는데, 당뇨 환자도 당 독소라는 이물질이 만성 염증을 유발한다. 당뇨 환자나 류머티스 관절염 환자의 사망원인으로 심장마비가 많다. 당뇨 환자가 당화혈색소(HbA1c) 수치가 1%씩 떨어질 때마다 심장마비로 인한 사망률이 대략 20~25% 증가하는데, 이렇게 혈 부족은 당뇨 환자나 류머티스 환자의 주요한 사망원인이 된다. 혈 부족증은 어지러움, 두통 등의 증상을 유발할 뿐만 아니라, 생명을 위협하는 중요한 인자가 되고 있다. 성인병, 자가면역질환은 정상 혈색소 수치로(남 13 이상, 여 12 이상) 관리하는 게 좋다. 만성질환이 있는 사람일수록 혈액이 부족해질 확률이 더 높다.

암 환자도 정상 혈색소 수치로 관리해야 하는데, 암 생존자가 철 결핍성 빈혈이라면 철분제를 투여해야 할지 고민이 되기도 한다. 특히 암세포는 무기 철분을 흡수해서 혈관신생을 통해서 암세포를 키우기도 한다. 암 환자는 세포독성 항암 치료를 받는 경우가 많은데 이 항암제는 빠르게 성장하는 세포에 타격을 가하다 보니 암세포뿐만 아니라 위장 점막 세포를 타격하여 오심 구토가 생기고, 모근을 자극하여서 탈모가 생긴다. 그뿐만 아니라 골수에도 타격을 주어서 혈액을 못 만들게 된다. 보통 암 환자는 혈색소 수치 10 정도면 양호하다고 판단하는데 7~8 이하로 떨어지게 되면 불가피하게 철분제 주사를 맞게 된다. 그런데 이런 철분제는 거의 합성 철분인 경우가 대부분이다. 하지만 암 환자라고 해서 무턱대고 철분제를 터부시할 게 아니라, 염증을 억제하면서 혈액을 보충할 수 있는 좋은 제품을 복용하면 삶의 질을 높이는 데 도움이 될 것이다.

위장이 약한 사람들을 위한 철분제제가 있는데, 리포좀 철분 보충제이다. 리포좀은 세포막과 유사한 구조인 인지질 2층 구조로 되어있어서 약물이나 영양소를 안전하고 효과적으로 세포 안으로 전달하는 데 사용되는 나노 입자이다. 리포좀 철분제제는 위산 장벽을 통과하여 그대로 소장에 전달되므로 위장 융모 세포가 파괴된 사람도 곧바로 흡수된다. M 세포를 통해서 흡수되기 때문이다.

요즈음 고순도 헴철 12mg에 리포좀 철 12mg을 더해서 만성 질환자를 위한 철분제제가 출시되고 있다. 이 성분에 전칠삼을 가미하여서 염증을 억제하면서 미세혈류 순환을 도와주고, 노근(蘆根)[20]을 첨가하여 약간의 열이 오르는 증세도 보정하는 배합인데, 내가 약국을 방문한 만성 질환자들에게 드렸을 경우 좋은 반응을 나타내고 있다. 특히 만성 염증성 철 결핍인 분들에게 이러한 제제를 드렸더니 얼마 지나지 않아서 혈액순환이 잘 안되던 손, 발로 혈액이 공급되면서 약간 후끈해지고 기분이 좋다는 반응을 보이는 분들이 많다. 머리도 한결 맑아지고 기운이 난다고

---

20 노근: 갈대 뿌리, 달고 차가운 성질을 가져서 위나 폐에 작용하는 한약재, 열을 내려주고 진액을 보충한다.

한다. 그간 만성 염증으로 혈액이 충분히 공급되지 않다가 곳곳으로 소통되면서 혈액을 보충해서 그런 것으로 짐작한다.

04
헴철과 무기철은 무엇이 다른가?

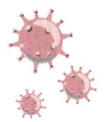

시금치 속에는 무기 철분이 들어있고, 쇠고기 안에는 헴철이 들어있다. 아기들 이유식 재료에 쇠고기를 넣으면 좋은 이유가 쇠고기 속 헴철이 어린이 성장을 도와주기 때문이다. 무기 철분이란 그냥 2가, 3가 철분 이온(Fe^{2+}, Fe^{3+})을 말한다. 그런데 혈액 내에서는 무기철 상태로 존재하지 않는다. 철분은 산소와 만나면 곧바로 반응하기에 이것을 보호하는 구조물 속에 들어있다. 그 구조물이 포피린이다. 오징어 같은 갑각류의 혈액은 푸른빛을 띠는데, 갑각류의 혈액은 포피린 구조 속에 구리가 들어있기 때문이다. 또 하나의 포피린 구조물은 식물의 엽록소이다. 엽록소는 포피린 구조 속에 마그네슘이 들어있다. 혈액이 생명의 근원인 이유가 혈액 속 헤모글로빈이 철분을 보유하고 있어서 산소와 결

헴철의 구조, 가운데 철분을 함유

갑각류의 헤모시아닌 구조, 가운데 구리를 함유

합해서 산소를 나르기 때문이다.

과거 연탄을 난방용으로 사용할 때 연탄가스 중독이 흔하게 일어났다. 연탄가스를 맡으면 울렁거리고 어지러워서 천정이 빙빙 도는데, 심하면 사망하는 경우가 많다. 연탄가스 속에 함유된 일산화탄소(CO)가 산소(O_2)보다 더 빨리 헤모글로빈 안에 들어 있는 철분과 결합하기 때문이다. 그러면 세포 안으로 산소가 공급되지 못하므로 모든 신진대사가 멈춰버리게 되어서 살 수가 없는 것이다. 꿩을 사냥하기 위해서 청산가리를 넣은 콩을 흩어놓았던 적이 있다. 이것을 꿩이 먹으면 시안 화합물이 철분과 결합하여서 산소 공급을 차단하므로 죽는 것이다. 참 비인간적인 사냥법인 듯한데, 아마도 요즘은 이런 사냥법을 금지하고 있을 것이다.

헴철과 무기철의 흡수 통로 비교

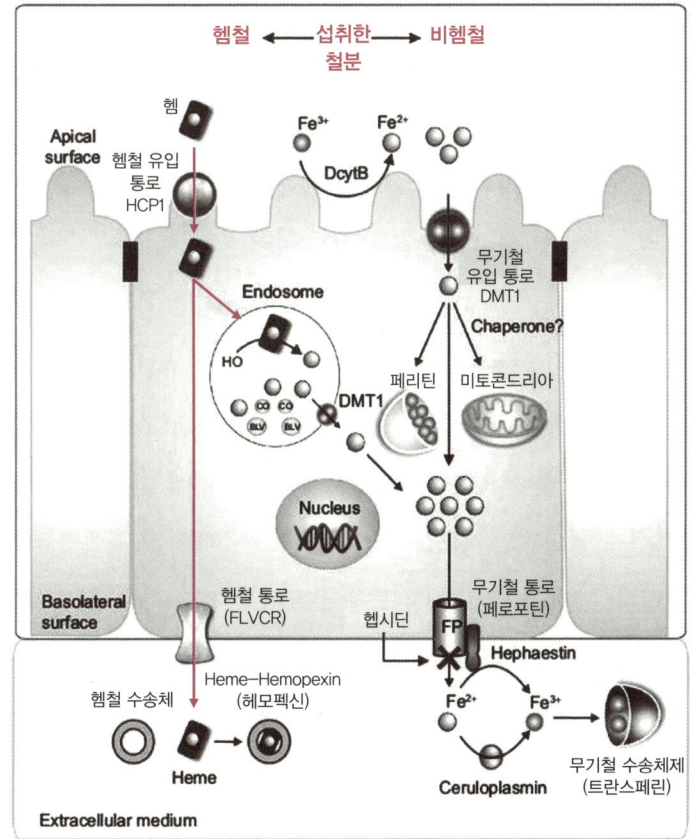

출처: Optimizing iron delivery in the management of anemia: patient considerations and the role of ferric carboxymaltose, Article, Full-text available Dec 2014, Jorge Eduardo Toblli, Margarita Angerosa

우리 인체에는 무기 철분이 들어가는 통로와 헴철이 들어가는 통로가 각기 다르다. 음식을 먹으면 위장관에서 흡수되는 철분

중 무기 철이 흡수되는 통로는 DMT1이다. 위장관에서 나온 철분은 다시 페로포틴이라는 통로를 통해서 나간 후, 철 단백 수송체인 트란스페린을 타고서 골수나 간으로 간다. 그다음에 헤마토포피린과 만나 헴철이 만들어진 후 체내 각 세포로 들어가 사용될 수 있다. 이같이 무기질 철분이 생체 내에 흡수되어서 사용되기까지는 복잡한 여러 단계를 거쳐야 한다.

반면 헴철이 위장관 세포 내로 유입되는 통로는 HCP1이다. 헴철은 이미 포피린 구조물 속에 들어있는 상태이므로 인체에서 바로 사용될 수 있다. 무기 철분은 조립식 가구라서 한참 끙끙거리며 조립해야 하지만, 헴철은 완제품 가구가 배송된 것이나 마찬가지이다. 헴철은 빠르게 전용 통로인 FLVCR로 나온 후에 헤모펙신이라는 수송체를 타고서 세포 내로 들어가서 사용될 수 있다. 이같이 무기 철분과 헴철은 위장관에서 흡수되는 통로도 다르고, 혈액 안으로 들어가는 통로도 다르다. 게다가 이들을 싣고 가는 수송체도 완전히 다르다. 경차와 중형급 세단으로 비유해본다.

게다가 무기 철분은 잘못하면 펜톤 반응을 일으켜서 활성 산소가 나오게 되는데, 위장관에서 활성 산소가 나오면 속이 쓰리거나 설사나 변비를 유발하게 된다. 그래서 위장관이 약한 사람들은 철분을 먹고 싶어도 이러한 부작용 때문에 먹기가 망설여지는 경우가 많다.

　무기 철분을 먹더라도 간이나 골수로 들어가서 포피린을 만드는 복잡한 과정을 거쳐서 헴철이 만들어진 후에 인체에서 사용될 수 있으므로 아주 혈 부족이 심한 사람이 무기 철분을 먹을 경우, 수개월이 지나야 혈 부족증에서 해소될 것이다.
　특히 뇌 쪽으로는 아주 많은 혈액이 필요한데, 총 혈액의 25~30% 정도가 뇌를 가동하는 데 필요하다. 혈액이 충분히 공급되어야 뇌세포에 산소가 들어가서 집중력이 올라가고, 깊은 사고를 할 수 있을 것이다. 혈액이 부족하게 되면, 어지러움을 느끼는 이유가 뇌세포에 산소가 부족해지기 때문이다. 뇌세포에 산소가 부족해지면 도파민, 노르아드레날린, 세로토닌 같은 신경 전달물질을 충분히 만들 수 없어서 머리가 멍해지거나 우울증, 불면증 등이 생길 수 있다. 기억도 나지 않는 꿈에 시달리면서 깊은 잠을 못 자는 현상도 알고 보면, 뇌세포 속으로 충분한 산소가 들어가지 못하기 때문이다.

　헴철이 뇌세포의 혈액 내로 유입되는 FLVCR 수용체가 발현되지 않는다면 정상적으로 뇌세포가 작용하지 않는다. 실험 쥐에서

FLVCR 통로를 삭제하면 쥐가 죽는다고 한다. 즉 뇌세포 속으로 헴철이 들어가지 못하면 뇌세포 자체가 존재하기 어렵다는 말이다. 이같이 뇌세포가 주로 받아들이는 철분의 형태는 헴철이다. 우울증, 잠이 푹 안 오는 증상, 집중력 장애 등의 증상 개선을 원한다면 무기 철제제보다 헴철을 먹는 게 좋을 것이다. 요즘엔 단백 불순물을 최대한 제거한 고순도 헴철이 나오므로 부작용 많은 합성 철분보다 헴철을 챙겨 먹는 게 좋을 것이다. 하지만 제조사별로 헴철의 순도 차이가 있으므로 기왕이면 순도 높은 제품을 선택하는 지혜가 필요하다.

05
철결핍성 빈혈(IDA)과
만성 염증성 빈혈(ACD)

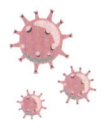

철분 결핍성 빈혈과 만성 질환에 의한 빈혈 중 두 빈혈을 감별할 수 있는 가장 좋은 혈액 수치는 페리틴이다. 페리틴은 세포 속에 저장된 철분의 수치를 뜻한다.

빈혈의 유형	페리틴	총철결합능 (TIBC)	트란스페린 포화도	혈색소
정상	적절 (30~200)	적절 (250~400)	정상	정상 (13~14)
IDA(철 결핍성 빈혈)	낮아짐 (30미만)	증가	낮아짐	낮음 (9~11)
ACD(만성 염증성 빈혈)	증가 (300 이상)	정상이나 조금낮음	낮아짐	
IDA + ACD(Mixed)	적절(30~200)	ESR, CRP 높으면 mixed		

정상 페리틴의 농도는 30~200인데, 철 결핍성 빈혈에서(IDA) 페리틴의 농도는 30 이하이고, 염증성 빈혈에서(ACD) 페리틴의 농도는 300 이상이다. 염증에 의해 생기는 헵시딘(hepcidin)이 무기 철분의 이동통로를 막아버리므로 페리틴 농도가 증가하는 것이다. 만약 철 결핍성 빈혈과 만성 염증성 빈혈이 같이 있다면 페리틴의 수치는 30~200 정도 된다. 페리틴 농도가 30이면 정상으로 판단할 수도 있고, 두 가지 형태의 빈혈이 혼합된 것으로 판단할 수도 있는데, 혈액 지표 중 CRP와 ESR도 증가한다면 만성 염증에 의한 빈혈이라고 판단할 수 있다.

그런데 철 관련 혈액 수치는 1980년대에 세팅되었고, 헴철이 들어가는 FLVCR 통로가 있다는 사실은 2010년 이후에 발견되었다. 그러므로 철 관련 혈액 수치에 헴철에 관한 기여도가 반영되지 않은 것이라고 할 수 있다.

총철결합능(TIBC)과 트랜스페린 포화도는 트랜스페린 단백질과 관련된 것이다. 철 결핍성 빈혈에서는 트랜스페린은 증가한다. 철분이 부족해서 빈혈을 일으켰기 때문에 철을 골수로 실어 나르려고 간에서 더 많은 트랜스페린(수송체)을 만들게 된다. 혈액에 철분이 감소한 상태에서 트랜스페린이 증가하기 때문에 트랜스페린 포화도는 감소한다.

반면에 만성 염증에 의한 빈혈은 염증성 사이토카인이 간에서 헵시딘을 만들고, 헵시딘은 세포 속에서 철을 밖으로 나오지 못하게 하므로 철의 섭취 여부와 상관없이 페리틴 수치는 정상이거나 정상보다 증가한다.

혈색소를 측정할 때 빈혈 의심 결과
1) 페리틴 수치
2) 총철결합능, 트랜스페린 포화도
3) 기저 질환 등등을 조사해 보면

단순 철 결핍성 빈혈인지, 만성 질환에 의한 빈혈인지 알 수 있고, 만성 질환에 의한 빈혈이라 할지라도 실제는 철 결핍성 빈혈이 동반되는 경우도 많다. 만약 페리틴 수치가 300이라면 높아서 만성 염증 상태를 의미하지만, 동시에 트랜스페린 포화도가 8 정도라면 철 결핍성 빈혈을 의미하므로 이런 경우는 IDA와 ACD가 혼합된 경우라고 할 수 있다.

국민건강보험 공단의 자료에 의하면 남성은 어린 시절을 제외하고 나이가 많아질수록 빈혈 유병률이 증가한다. 개인마다 이유가 다르므로 빈혈의 유형을 판단하기 좀 어렵지만, 노인이 될수록 위장 기능과 영양소 흡수력이 떨어지므로 남성 노인분들의 혈

2015년 빈혈 질환 인구 10만 명당 진료 인원 현황: 국민건강보험공단 빅데이터

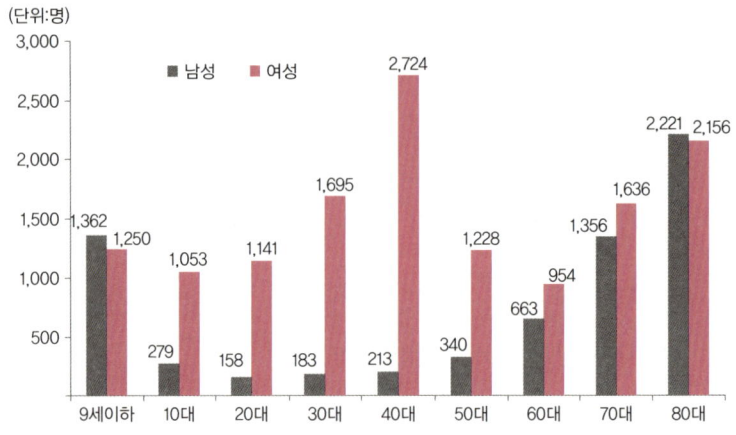

부족 유병률이 높다고 생각한다.

남성의 빈혈은 청소년기에는 철 결핍성 빈혈(IDA)에 가까울 것이고, 중년으로 나이가 들면서 만성 질환이 생기므로 만성 염증성 빈혈(ACD)에 더 가까울 것이다. 노년기에 들어 소화 기능이 약해져 먹는 것이 부실하면서 만성 질환이 같이 있다면 두 가지 빈혈의 유형이 혼합된 형태일 것이다. 특히 9세 이하 남자아이들의 빈혈이 여자아이들보다 높은 것과, 여자아이들 보다 남자아이들의 ADHD 빈도가 더 높은 것을 생각할 때 상관관계가 있다는 생각이 든다. 혈액이 부족하면 충분한 신경전달물질을 잘못 만들

기 때문에 남자아이들의 뇌신경이 더욱 흥분되어서 ADHD가 많이 생기는지 연구해 볼 일이다.

여성의 빈혈을 살펴보면 생리통이 있고, 공부할 때 집중이 잘 안되는 10대 여학생이 어지럽다면 철 결핍성 빈혈일 것이다. 그리고 염증이 없는 20, 30대 여성이 다이어트를 너무 심하게 해서 어지럽다면 역시 철분 결핍성 빈혈일 것이다.

그런데 앞의 도표를 살펴보면 여성의 빈혈증은 30~40대에서 가장 높아지는 것을 알 수 있다. 이때가 임신과 출산이 많은 시기이기도 하고, 또 자궁근종과 같은 질환이 많이 생기는 시기이기도 하다. 자궁근종은 생리량을 비정상적으로 증가시키는데, 이런 경우에는 혈 부족증도 해소하면서 염증을 다스리는 제제가 필요할 것이다. 나이가 들수록 체내 염증이 증가하면서 독성을 띠는 여성호르몬 형태(4-OH 에스트로젠)가 증가한다. 독성 여성호르몬은 간에서 대사되므로 간 기능을 잘 해독하는 제품도 필요할 것이다. 더불어서 지노에스트로젠 배출에 도움을 주는 요오드와, 염증을 완화하는 데 도움이 되는 감마리놀렌산제품도 챙겨 먹으면 좋다. 자궁근종이 있다고 무턱대고 수술하는 것은 좋지 않다고 생각한다.

만약 70~80대 여성이 류머티스가 있고, 암 치료 관해기[21]에 있다면 이런 분에게도 혈 부족 보충과 더불어서 염증을 완화하는 성분이 필요할 것이다.

헴철을 투여하면 좋은 경우 예시
1. 어린이의 성장이 더디고 잔병치레를 많이 하는 경우
2. 어린아이가 밥을 잘 안 먹고 투정하는 경우
3. 건강한 청소년의 성장 영양제로 사용할 목적
4. 혈 부족 기초 영양제
5. 페리틴 수치가 15인 만성 질환이 없는 혈 부족인 사람
6. 혈 부족증 환자 약 80%에 해당하는 단순 빈혈증(IDA) 환자
7. 질병이 없는 청소년이 어지러움을 호소하는 경우
8. 건강한 편이지만, 건강 유지 목적으로 투여할 경우
9. 트랜스페린 수치가 증가하고, 페리틴 수치가 감소한 혈 부족증인 사람에게 투여할 경우

철분 보급과 염증 억제가 동시에 필요한 경우 예시
1. 밥을 잘 안 먹고, 밥투정하는 아이가 아토피가 있다.

---

21 관해기: 염증의 정도가 없거나 적은 시기

2. 중학교 2학년 여자아이가 어지러움을 호소하는데, 이 아이가 늘 아랫배가 불편한 증상을 동반하고 있다.

3. 저혈압을 동반한 직장에 다니는 20대 중반의 여성이 생리할 때 머리가 아프고, 음식을 먹을 때 늘 소화가 안 된다.

4. 생리량이 너무 많은 여성으로 어지간한 혈 보충제를 먹어도 비특이적 증상이 개선되지 않는 경우

5. 생리할 때 우울한 기분이 들고, 만성 피곤을 호소하는 30대 여성

6. 뇌 쪽에 문제가 있는 분(철분이 부족하면 뇌세포의 기능이 위축된다)

8. 피로, 무기력증, 두통, 어지럼증, 손발 차가움 등으로 2가 철제제를 복용하다가 위장관 트러블로 복용을 중단한 20대 초반 여성

9. 혈관 늘어짐으로 저혈압을 동반한 빈혈, 귀울림, 하지 불안증 등을 동반하는 사람

10. 혈액순환이 잘 안되고 혈당 조절이 잘 안되는 사람의 혈 부족증

11. 페리틴 수치가 500인 관절에 염증이 있는 사람

12 페리틴 수치가 300 이상인데 만성 질환이 있는 사람

13. 하지불안증후군이나 하지정맥류로 인해 잠 못 이루는 중년의 여성

14. 심장에 스텐트 심은 사람이 혈 부족 증세를 호소하는 경우

(심장박동이 빨라져 부정맥이 생길 수 있다. 저산소증으로 심장마비가 생길 확률이 높음)

15. 혈 부족증 환자의 약 20%에 해당하는 만성 질환을 동반한 분
16. 암 환자의 혈 부족 증세

만약 아래와 같은 증세를 느낀다면 당신도 혈 부족증일 가능성이 있다.

1. 전신 피로, 무기력증을 느낀다.
2. 빈혈, 두통, 어지럼증으로 정신이 아득해진다.
3. 눈이 피곤하고 침침하며 귀울림을 느낀다.
4. 오래 서 있기 힘들다.
5. 숙면이 잘 안되고 아침에 일어나기 힘들다.
6. 진땀이 나고, 숨차고, 가슴이 두근거릴 때가 있다.
7. 식욕이 없고 속이 메슥거리고, 변비가 있다.
8. 집중력이 저하된다.

위와 같은 증상이 있다면 질 좋은 헴철이 도움 될 수 있다.

06
헴철과 페리틴(저장철)의 차이점

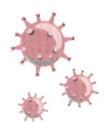

　질병이 없는 사람과 비교하면 아무래도 만성 질환이 있는 사람들이 빈혈이 있을 확률이 높을 것이다. 예를 들어서 류머티스 관절염처럼 자가 면역 질환자이거나, 비염 등 알레르기 환자, 당뇨 등 만성 대사성 질환자, 신장 기능이 약한 사람, 암 환자 등이다. 이러한 질병이 있으면서 빈혈이 있는 사람은 그 질환으로 인한 염증이 관여하기 때문에 만성 질환에 의한 빈혈 혹은 만성 염증성 빈혈이라고 한다.

　자가 면역, 알레르기, 성인병, 콩팥 기능 저하, 암과 같은 질병이 있지 않더라도 대식세포의 탐식 능력 저하, 장내 부패균 증가, 독성물질 해독 저하, 저산소증, 스트레스 등의 증상이 있다면 만성 염증에 의한 빈혈이 생길 확률이 높아진다.

체내에 존재하는 철의 양의 2/3는 적혈구와 적혈모구(赤血母球) 세포에 헴 (heme)의 형태로 존재한다. 헴철은 체내에서 실제로 작용하는 철분의 형태이다. 정상 성인의 철분은 3~5g정도 체내에 존재한다. 간, 비장, 골수에 존재하는 페리틴 철은 전체 철 분량의 1/3 정도에 해당하고, 실제 작용하는 철이 아니고 저장된 형태이다.

헴철은 2가 철(Fe^{3+})이 포피린에 감싸져 있는 형태이고, 저장철인 페리틴은 3가 철(Fe^{3+})이 아포페리틴이라는 단백질에 감싸져 있는 형태이다. 혈중에 철분을 이동시키는 단백질인 트랜스페린 안에 들어있는 철분은 약 0.1%로 저함량 존재한다.

위장관 상피세포에서 철분을 흡수하면 트랜스페린에 의해서 혈류를 타고 이동해 골수, 간, 지라에 저장된다. 이 세 기관에 저장이 많이 되어있으면 그중 일부가 혈액으로 흘러나와 혈중 페리틴이 된다.

혈중 페리틴이 낮아지는 경우
1. 철분의 섭취량이 적어서 저장 철이 적을 때
2. 위산 분비가 안 되거나, 위장관에 문제가 있을 때
3. 생리혈로 적혈구가 너무 많이 빠져나갈 때

4. 위장관 출혈 시

페리틴 수치가 높아질 때
1. 철분 섭취를 많이 할 때,
2. 간 기능이 떨어져 간에 철을 저장할 수 없을 때
3. 감염, 암, 류머티스 관절염 등의 만성 염증성 질환을 앓고 있을 때

페리틴 수치가 낮은 빈혈에는 헴철을 투여하는 게 좋고, 페리틴 수치가 높은 염증성 질환이 있을 때는 헵시딘 농도를 낮춰주는 감마리놀렌산 고순도 제품이나, 염증을 낮추는 성분이 포함된 헴철 제제가 도움된다.

체내에 존재하는 철분 중 아주 소량은 뇌, 갑상샘, 위장 벽세포, 부신, 간, 모든 세포의 미토콘드리아 내막에도 존재하여서 중요한 촉매제로 사용된다. 철분은 뇌세포에서는 신경 전달 물질의 생합성을 촉매하고, 갑상샘 여포 세포에서는 갑상샘 호르몬의 생합성을 촉매한다. 위 벽세포에서는 위산 분비를 촉매하고, 부신 세포에서는 부신호르몬의 생합성을 촉매한다. 간세포에서는 담즙산의 생합성을 촉진하고, 미토콘드리아 내막에서는 전자전달을 촉

매한다. 이같이 철분은 생명이 유지되기 위한 핵심 영양소라고 할 수 있다.

철분은 생체 내에서 포피린이나, 아포페리틴 단백질로 둘러싸이지 않고, 이온 형태인 무기 철로 존재할 수는 없다. 무기 철인 Fe^{2+}나 Fe^{3+}로 존재할 때 독성이 체내에 그대로 전달된다. 쉽게 이해한다면 쇠가 공기 중에 노출되면 뻘겋게 녹이 슬어버린다. 철이 산소를 만나서 산화되었기 때문이다. 이런 현상이 체내에도 일어날 수 있으므로 조물주께서 아예 생체 내에서는 철분이 이온 형태로 존재하지 않고, 포피린이나 아포페리틴이라는 보자기에 싸여서 존재하게끔 설계했다는 생각이 든다.

철분제를 보충하려고 한다면 저장 철인 페리틴보다 헴철 제제가 더 적합하다. 페리틴 제제를 먹더라도 혈액을 만들어내려면 간이나 골수로 들어가서 포피린링을 만들어서 다시 철분과 결합해서 헴을 합성하는 과정이 필요하므로 흡수되는 데 시간이 많이 소요된다.

07
미성숙 적혈구가 많아지면 어떻게 될까?

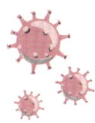

신체는 각종 영양소가 필요하지만, 세포가 원하는 가장 중요한 영양소는 철분일 것이다. 철분이 있어야 산소가 공급되기 때문이다. 세포 손상의 원인으로 저산소증, 물리적 인자, 화학적 인자, 생물학적 인자, 유전적 인자 등이 있지만, 저산소증이 가장 큰 원인이라고 할 수 있다.

빈혈성 저산소증은 헤모글로빈 수치가 감소해서 일어나고, 허혈성 저산소증은 혈류 속도가 감소하거나, 심부전, 심각한 출혈, 또는 혈액의 응고 때문에 생길 수 있다. 저산소증은 일반적으로 산소 포화도가 90 미만인 경우를 말하는데, 영양학적인 저산소증은 산소 포화도가 90~94인 경우도 포함하고 있다. 저산소증이 되면 중추신경계 영역에 변화를 일으키게 되고, 급성 알코올 중독자처럼 판단력 장애, 운동 실조증이 유발될 수 있다.

히말라야 에베레스트산같이 높은 곳에 올라가서 생기는 고산병은 산소 부족으로 뇌혈관 확장에 따른 두통과 위장관 증상, 어지러움, 불면증, 피로감, 졸림 등의 증상이 나타나고, 심하면 폐부종이나 뇌부종, 호흡 곤란으로 사망에까지 이를 수 있다. 영양학적인 저산소증 때문에 급성 뇌졸중, 심장마비가 생기지는 않지만, 세포의 기능을 서서히 잃어버릴 수 있다.

저산소증에 가장 민감한 세포는 뇌세포인데, 여성의 경우 혈색소가 11~12인 경우에 정상과 비교하면 혈색소가 약간 낮지만 치매 위험도가 19% 증가하고, 10 이하의 중등도 빈혈이 있는 경우라면 치매 위험도가 47%나 증가한다. 이런 점을 생각할 때 평소에 충분한 혈액을 보유하는 것이 치매를 예방하는 길이라고 할 수 있다.

빈혈은 뇌에 치명적인 악영향을 준다. 장기적인 혈 부족증은 노인들에게 치매로 나타나고, 학생에게는 기억력 저하로 나타날 것이다. 생리하는 여학생이 공부 잘하게 도와주는 제품 한 가지를 꼽으라면 단연코 헴철이라고 생각한다. 헴철만 꾸준히 챙겨 먹어도 기억력이 좋아지고, 집중력이 상승한다. 피부도 한결 밝아 보인다.

빈혈은 뇌세포에 가장 큰 영향을 주고, 두 번째로 심장에 영향을 준다. 빈혈은 심박수를 높이고, 급기야 부정맥을 유발한다. 부족해진 혈액을 심장에서 짜서 온몸에 공급하려면 빨리 움직일 수밖에 없고, 그 과정에서 빈맥(頻脈)과 부정맥이 발생할 수 있다. 부정맥이 있는 사람에게 혈액 보급으로 산소를 충분히 공급해 준다면 심장이 약해지지 않을 것이다.

고지혈약, 항혈전제를 복용 중인 사람에게도 헴철을 공급한다면 심장의 부담을 줄여줄 것이다. 고지혈증약 스타틴은 코큐텐을 소모하므로 심장에 부담을 주기도 한다. 이렇게 혈액과 심장은 떼래야 뗄 수 없는 불가분의 관계라고 할 수 있다.

적혈구가 제대로 만들어지려면 고순도 헴철과, 엽산, B12가 필요하고, 아미노산인 글리신도 충분하면 좋다. 엽산과 비타민B12는 적혈구 전구 세포의 핵분열에도 필요하지만, 건강한 세포막을 구성하기 위해서도 필요하다. 세포막을 구성하는 인지질은 포스파티딜세린 → 포스파티딜에탄올아민 → 포스파티딜콜린 이렇게 대사된다. 포스파티딜콜린이 치매 예방에 좋다고 해서 많이 챙겨 먹는 것 같은데, 포스파티딜콜린보다 엽산과 비타민B12와 더불어서 인지질 구성성분인 감마리놀렌산이나 오메가-3를 먹는 것도 좋다. 헤모글로빈은 두 개의 알파 체인과 두 개의 베타 체인 속에 헴을 보유하고 있는데, 헴을 싸고 있는 글로불린 단백질은 글리신이라는 아미노산의 함량이 많으므로 헴철에 글리신의 양이 충분하다면 혈액을 구성하기에 더 유리하다.

혈색소 수치가 정상이라고 나와도 미성숙한 적혈구를 가진 사람이 많을 수 있다. 코로나 입원환자 중 증상이 심할수록 미성숙 적혈구를 가진 사람이 많았다고 한다. 적혈구가 미성숙하면 산소를 나르는 제 역할을 할 수 없을 것이다. 적혈구 중 무려 60%가 미성숙한 사람도 있었다고 하니 산소포화도가 떨어질 수밖에 없다.

나이가 들면서 오십견 등 인대가 손상되기도 한다. 칼슘, 콘드로이틴, MSM 등을 챙겨 먹기도 하지만, 힘줄이나 인대에는 혈관이 거의 없어서 회복력이 떨어진다. 힘줄이 손상되었다면 저산소증 유발인자인 HIF가 많이 발현되고, 활성 산소가 높아져서 세포 손상과 염증반응으로 이어질 수 있다. 정형외과적으로 치료할 때도 충분한 헴철을 복용한다면 치료 시기를 앞당길 수 있을 것이다. 이같이 모든 질병과 염증은 저산소증에서 비롯되는 것이 많고, 충분한 헴철 보급은 증상 완화에 도움이 될 수 있다.

08
오메가3와 감마리놀렌산(GLA)을
혈액순환에 쓰는 이유

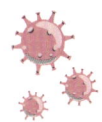

　세포가 사이토카인에 의해서 계속 자극받으면 자멸사 하거나 위축된다. 세포막을 이루는 인지질은 한 가닥은 포화지방산이고, 또 한 가닥은 불포화지방산이다. 포화지방산은 곧게 생겼고, 불포화지방산은 굽어있는데, 그만큼 불포화지방산의 유동성이 좋기 때문이다. 포화지방산의 비율이 올라가면 세포막은 아무래도 딱딱해진다. 세포막에 불포화지방산이 적절한 비율로 존재해야 물, 산소, 호르몬 등이 잘 통과하는 건강한 세포막이 될 것이다. 그러므로 좋은 기름을 섭취하는 것이 중요하다.

　세포막이 염증성 프로스타글라딘으로 구성되면 사이토카인과 반응을 잘해서 염증이 더 많이 생긴다. 주로 옥수수기름 등 오메가6 지방산이 많은 기름을 섭취한다면 세포막에 염증성 프로스타글란딘의 비율이 높아질 것이다. 옥수수기름 유래 오메가6 기름은, 들기름 유래 오메가3보다 염증을 30배나 더 많이 생기게 한다. 올리브유나 신선한 들기름을 즐겨 먹으면 건강에 무척 도움이 될 것이다.

그런데 달맞이꽃 종자유나 보라지 오일 속에 함유된 감마리놀렌산을 먹으면 항염증성 프로스타글란딘이 생기므로 건강에 무척 좋다. 감마리놀렌산에 의해서 생성된 PGE1은 염증을 억제하는 프로스타글란딘이므로 오메가3를 먹어서 만들어지는 PGE3보다 무려 10~20배 정도 항염증 작용이 있다고 한다. 감마리놀렌산은 염증성 사이토카인을 둔감하게 만드는 작용이 있어서 세포막을 바꾸어 염증에 대해서 견딜 수 있도록 도와준다. 올리브유 속에는 오메가9가 많이 함유되어서 피파 알파 유전자를 활성화하므로 콜레스테롤 수치를 내리는 데 도움이 된다.

죽상동맥경화, 뇌졸중, 심장마비 등 대혈관 합병증에는 오메가3가 좋은데, 오메가3가 중성지방을 낮추는 기전이 탁월하기 때문이다. 오메가3는 크기가 작은 LDL의 크기를 키워서 동맥경화를 줄인다. 반면 감마리놀렌산은 미세 혈류 순환에 적합하다.[22] 신 사구체나, 안구, 당뇨병성 신경증 등의 미세혈류 순환장애에 좋다. 신경 다발 사이로 모세혈관이 지나가는데, 감마리놀렌산을 꾸준히 먹어준다면 염증으로 가득한 모세혈관 내피세포와 적혈구 세포막을 건강한 세포로 바꾸어주므로 도움이 될 것이다.

비타민 A, 라이코펜, 카로티노이드 등은 1mg 이상 섭취하면 간독성이 일어나므로 고함량 사용하기 어렵다. 혈구, 뇌, 눈, 간, 피부, 관절 등에 염증성 사이토카인이 공격하지만, 아스타잔틴은 세포막을 이루는 인지질 사이에 정확하게 들어가서 사이토카인으로부터 세포막을 보호하는데, 고함량 사용해도 큰 문제가 없는 항산화제이다. 나는 RTG 오메가-3와 아스타잔틴, 그리고 레시틴이 같이 함유된 제품을 많이 취급하는데, 흡수율도 좋고 혈관 건강과 눈 건강까지 호전되는 분들이 많아서 고맙다는 인사를 듣는 편이다. 레시틴이 기름 성분을 유화시켜서 흡수율을 증가시키기 때문이다. 게다가 비린 맛도 없으니, 맛에 예민한 분들도 부담 없이 복용하는 장점이 있다. 아스타잔틴은 항산화력이 비타민C의 무려 6,000배에 달한다고 한다.

---

[22] 출처: Int J Mol Sci. 2019 Jun 5;20(11):2769. doi: 10.3390/ijms20112769

09
저산소증 상태에서
EPO 수치가 치솟는 이유

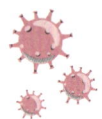

빈혈은 철 결핍에 의한 빈혈(IDA)과 만성 질환에 의한 빈혈(ACD)이 가장 많고, 암 환자가 항암 치료 과정에서 골수가 파괴되어 피가 만들어지지 않아서 생기는 빈혈을 제외한다면 콩팥 기능이 손상되어서 생기는 빈혈이 세 번째로 많다고 한다. 콩팥 기능이 손상되면 왜 빈혈이 생길까?

콩팥에 산소가 부족하면 에리스로포이에틴(EPO)을 생산하게 된다. 모든 인체 세포는 산소가 부족하면 염증을 일으키고, 염증성 사이토카인을 분비하게 된다. EPO는 콩팥에 있는 세포가 산소가 부족할 때 분비하는 일종의 사이토카인이라고 할 수 있다. 산소가 부족해지면 콩팥에 있는 EPO라는 버튼을 눌러서 골수에

콩팥 기능에 따른 빈혈 유병률

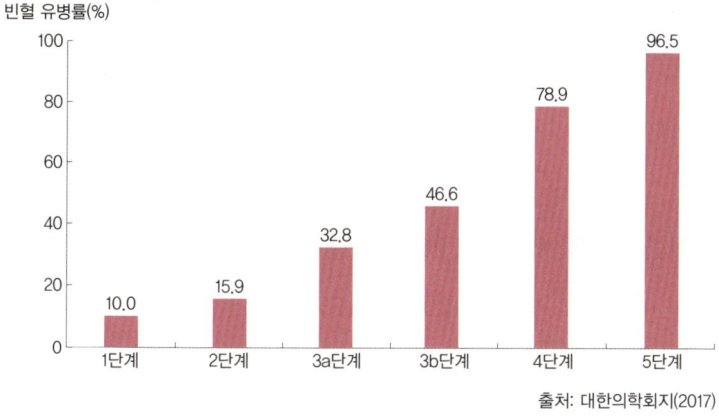

출처: 대한의학회지(2017)

서 빨리 혈액을 만드는 공장을 가동하라고 신호를 준다고 생각하면 이해가 잘될 것이다.

인체의 모든 세포에는 HIF[23](저산소증으로 유발되는 인자)가 있고, 산소가 충분한 상태에서는 HIF가 파괴되기 때문에 세포에 영향을 미치지 않지만, 산소가 부족한 상태에서는 HIF 단백질을 발현하게 된다. 발현되는 단백질이 염증성 사이토카인이고, 콩팥에서 분비되는 사이토카인의 이름이 EPO 라고 이해하면 된다. 혈

---

23 HIP: hypoxia inducible factor

액 보급은 모든 세포의 생존에 필수 불가결인 요소이므로 이러한 장치가 있다는 생각이 든다. 단 한 순간도 산소가 없으면 우리 몸 자체가 돌아가지 못하므로 세포들이 산소를 달라고 아우성치는 것이다.

적혈구 형성 인자인 EPO는 당단백질 호르몬으로 적혈구 생성에 관여하는데, 단백질 신호 분자 사이토카인으로 적혈구 전구체의 형태로 골수에 존재한다.

콩팥에서 만들어진 EPO는 골수에 가서 적혈구 생성을 촉진한

헤모글로빈(Hemoglobin)의 생합성은 EPO가 골수를 자극해서 시작된다

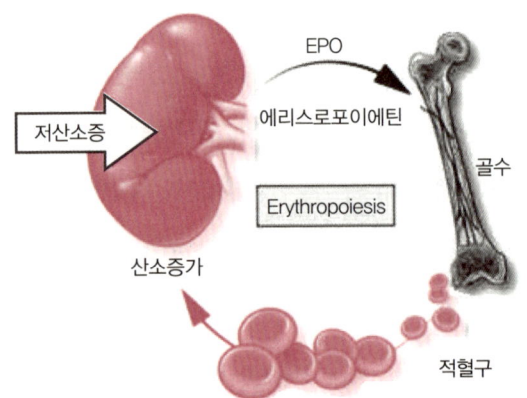

다. 화재경보기 버튼을 안 누르면 불이 난지 알지 못하듯이 EPO 버튼을 눌러야 체내에 혈액이 부족한지 알 수 있다. 그러니 EPO 없이는 골수에서 적혈구 생합성을 하지 못한다. 혈액이 충분하면 혈중 EPO 농도는 매우 낮은데(10mU/ml), 저산소 상태에서는 EPO의 농도가 100(1000mU/ml)배 이상 갑자기 상승한다. 소방대원들이 평소에는 쉬고 있다가 불이 나면 사방에서 몰려와서 불을 끄는 것과 비슷하다.

EPO는 신장 피질에서 주로 생산되며, 간에서도 소량 생산되는데, EPO의 반감기(반으로 줄어드는 시간)는 약 5시간 정도이다. 콩팥에서 EPO를 생산하는 세포는 신장 사구체 주위를 감싸고 있는 섬유아세포(fibroblast)인데, 만성 염증으로 사구체 여과율이 떨어질수록 섬유아세포는 근섬유아세포(myofibroblast)로 변한다. 근섬유아세포는 EPO를 생산하지 못한다. 즉 만성 염증이 생기면 콩팥에서 EPO의 분비가 억제되는 것이다. 그러면 혈액을 만들라는 신호를 보내지 못하게 되므로 인체 전체가 저산소증에 빠지게 될 것이다. 그러므로 신장 기능이 떨어질수록 혈액생성 능력은 떨어지기 마련이다. 그러니 투석 환자의 혈색이 까무잡잡하게 변한다.

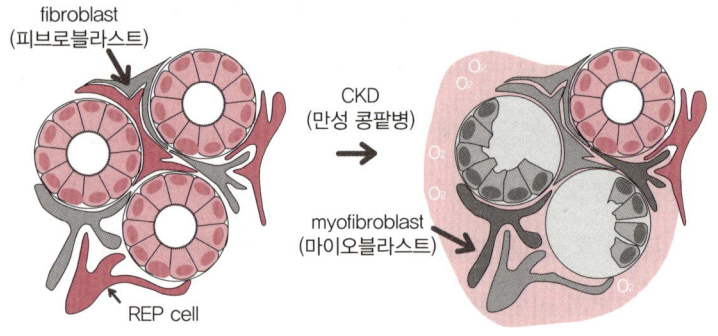

출처: Invited Review | Open access | Published: 24 June 2022, Volume 474, pages 783-797, (2022) Cite this article

혈액이 충분하지 않은 만성 질환자들은 염증성 사이토카인이 헵시딘을 자극해서 혈액의 이동을 막기 때문에 늘 혈 부족 상태가 되기 쉬운데, 신장의 사구체 여과율(GFR)이 30 이하인 사람이 빈혈이 있다면 EPO가 줄어들 확률이 높다. 혈액이 부족하면 신장기능도 위축되고, 또 신장 기능이 위축되면 EPO가 감소해서 혈액생성이 잘 안되므로 악순환되는 것이다. 만성 염증은 세포 안에 철분을 가두고 철분의 이동을 제한하므로 빈혈을 유발하면서 골수의 기능도 더욱 위축시킬 것이다.

사구체 여과율이 30이면 9%의 빈혈, 15이면 남성 33%, 여성

67%의 빈혈 유병률을 보인다고 한다. 사구체 여과율은 최소한 60 이상이 건강하다고 할 수 있다. 콩팥 기능이 떨어질수록 극심한 빈혈에 시달릴 수밖에 없다. 그래서 투석하는 사람들은 철분제를 꾸준히 처방받는 경우가 많다.

그런데 콩팥질환이 있거나 투석하는 사람들의 주요 사망원인은 심장마비이다. 이 심장마비의 출발이 바로 빈혈이라고 할 수 있다. 빈혈은 조직에 저산소증을 유발하고, 저산소증은 말초 혈액 순환 장애를 유발한다. 순환장애는 저혈압을 유발하고, 신 사구체 여과율이 저하되고, 세포 외 볼륨이 증가하며 결과적으로 심장 기능에 부하가 걸려서 심부전으로 이어진다.

당뇨 환자나 투석 환자가 심장마비에 걸리지 않으려면 혈색소 수치를 정상으로 관리하도록 노력할 필요가 있다. 투석하는 사람이라면 빈혈 관리를 위해서 EPO를 투여하기도 하지만, 이것만으로는 부족하다. 만성 질환자는 만성 염증이 있는 사람들이고, 염증이 생기면 헵시딘 단백질이 철분의 이동을 방해하게 되므로 만성 염증을 억제하면서 혈액을 공급할 필요가 있다.

노인도 혈 부족이 되기 쉬운데, 철분 부족, 수분 부족, 비타민 부족, 순환 부족, 염증, 골수 기능 저하, 스트레스 기타 등등 여러 가지 요인이 있을 것이다. 그리고 같은 나이의 당뇨 환자와 정상인을 비교하면 당뇨 환자가 혈 부족증이 생기기 쉽다. 콩팥이 망가지는 주요 원인은 당뇨, 고혈압인데, 이 두 원인은 결국, 몸을 만성 염증 상태로 만들어 버린다. 당 독소는 염증 그 자체라고 할 수 있다.

천연물 중 전칠삼 추출물에 포함된 사포닌은 혈액에 있는 염증성 사이토카인을 줄이는 데 도움을 주고, 결과적으로 헵시딘을 줄이는 역할을 한다. 그리고 골수로 향하는 혈류의 흐름을 촉진해 혈구 생성을 촉진하고, 신장으로의 혈류를 촉진해서 EPO 생합성을 촉진하는 데 도움이 될 수 있다. 신장 기능이 매우 떨어져 있는 분들에게 감마리놀렌산 고순도 제품은 염증을 억제하고 미세 혈류를 촉진해서 도움을 줄 수 있다. 순도 높은 헴철과 병용하면 더 좋다.

10
혈액과 미네랄은
생명을 이루는 기초

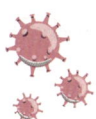

여성들이 흔히 겪는 건강상 어려움 중 가장 흔한 문제가 혈 부족이라고 할 수 있다. 여성들은 생리와 임신, 출산을 겪고, 또 갱년기에도 시달리게 된다. 그러한 가운데 혈액 부족으로 건강이 안 좋아지는 경우가 많다. 60kg 성인에게는 약 3g의 철분이 함유되어있다고 하는데, 이 중 70% 정도는 헴철의 형태로 있고, 30% 정도는 저장철인 페리틴 철의 형태로 있다. 철분은 산소와 만나면 바로 반응해서 산화되기 쉬우므로 포피린이라는 구조 속에 싸여서 헴철을 이루고 있다고 앞에서 언급했다.

철분제는 2가 철이나 3가 철, 페리틴 철, 헴철이 있는데, 혈 부족 보충제가 체내에 존재하지 않는 철 형태인 합성 철분이라면 생체 친화성이 낮을 것이다. 헴철과 페리틴 철은 생체와의 친화성이 높지만, 합성 2가 철제제나 3가 철제제는 생체와 친화성이 떨어지므로 위장관 트러블이나, 철 중독이 생길 가능성이 있다. 반면 헴철은 꼭 필요한 만큼만 흡수되고, 중독될 위험이 없다. 하지만 보험으로 처방되는 철분은 합성 철분이다. 가격은 저렴하지만 그만큼 흡수율이 낮고 부작용도 많은데, 혈색소 수치가 개선되지 않는 철 결핍성 빈혈에 헴철과 엽산의 조합이 좋을 것이다. 여성들이 흔히 겪는 생리통을 해결하기 위해서도 헴철을 일 순위로 생각하면 좋은데, 빈혈 상태에서 생리혈로 다량 배출된다면 부족한 혈액을 쥐어짜서 배출시키느라 자궁은 더욱 수축해서 생리통이 가중될 것이다.

혈액은 적혈구 세포 성분 45%와 혈장 성분 55%로 이루어져 있다. 적혈구 세포 성분을 늘리려면 헴철을 먹어주고, 혈장 성분을 늘리려면 미네랄을 충분히 공급하여서 혈액의 볼륨을 높여야 한다. 나이가 들수록 적혈구의 양과 혈액의 볼륨이 줄어들기 마련이다. 두통, 소화불량, 손발 저림, 부종, 만성피로 등등을 호소한다면 헴철과 미네랄제제를 보급할 필요가 있다. 혈액은 생명의 근원이고, 세포 속 수분은 생명의 원천이 된다. 위장이 매우 약한 사람이라면 미네랄 액상 제제를 물에 희석해서 먹어준다면 세포 안, 밖의 수분이 충분해질 것이다.

　나이가 들수록 피가 마르고, 입도 마르고, 위도 마르고, 폐도 마르고, 피부도 마르고, 생식기도 마르고, 머리 두피도 마르게 된다. 아무리 비싸고 좋은 화장품을 발라도 건강이 안 좋다면 소용없고, 푹 잘 자고 잘 먹어서 영양소가 풍부해야 피부도 매끈해지고, 머리카락도 풍성해질 것이다. 물론 남성형 탈모는 유전적인 영향을 받기도 하지만 아무래도 스트레스를 많이 받는 사람은 두피로 가는 혈류도 줄어들어서 머리카락도 가늘어지고 잘 빠지기 마련이다.

　혈액이 공급되지 않으면 자연스레 그쪽 세포나 조직은 기능을 상실하고 퇴화하기 마련이다. 이런저런 이유로 나이가 들수록 혈액은 고갈되고, 미네랄 부족증으로 세포 속 수분 고갈증에 시달리게 된다. 갓 태어난 아기는 세포 속에 수분이 충만하고 탱글탱글하다. 하지만 50세가 넘어가면 점점 세포 속 수분이 고갈되어 간다. 세포 속 수분량을 증가시켜서 젊음을 유지하려면, 혈액을 공급해 주는 헴철과, 수분을 잡아서 세포 속으로 끌고 들어가는 미네랄제제를 보충해 주면 좋다.

　더욱 탱탱한 피부를 원한다면 물을 1,000배나 끌어당기는 성질을 가진 히알루론산 보급도 좋다.

 탄력성 있는 피부와 젊음을 유지하기 위해서 콜라겐을 챙겨 먹는 사람들이 많다. 그런데 콜라겐을 생합성 하는데 비타민C보다 더 중요한 조효소가 철분이다. 콜라겐을 구성하는 세 가지 아미노산 중 프롤린을 가지고 하이드록시 프롤린으로 합성하려고 하면 철분이 필요하다. 만약 인체에 혈액이 부족하다면 콜라겐 생합성을 잘 할 수 없으므로 피부 처짐이 생길 수 있고, 관절도 안 좋아지고, 혈관, 방광 등의 탄력성이 줄어들게 될 것이다. 결국,

콜라겐 원료를 합성하려면 철분과 비타민C가 필요하다

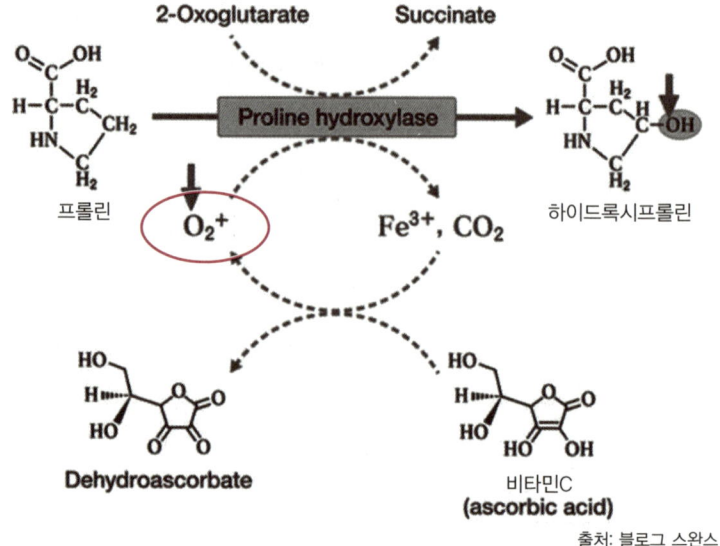

출처: 블로그 스완스

온몸의 조직들이 탱탱한 탄력성을 잃어버리게 되어서 노화와 질병의 양상으로 치닫게 된다.

헴철을 단지 혈 부족증에만 쓰는 것이 아니라 모세혈관 질환, 정맥류, 스텐트 시술한 사람 등 여러 곳에 활용할 필요가 있다. 스텐트 시술을 한 사람이 저산소증 상태가 나타난다면 혈액 공급이 잘 안되어서 심장이 더 조여질 것이고, 고혈압, 당뇨병에 걸려도 산소 공급이 잘 안되니 심장이 조여질 것이다. 그러므로 헴철을 단순한 조혈제라고 생각하기보다는 더 넓은 의미에서 혈관질환 예방에 중요한 요소이고, 위장 기능을 회복하기 위해서, 또 온몸의 조직을 탄력성있게 만들어주기 위한 콜라겐 합성의 주요 인자라고 할 수 있다.

11
오랜 기침에 도움이 되는 영양소 요법

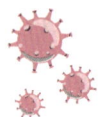

소화기관은 양쪽 끝이 뚫린 기다란 관이라 할 수 있고, 호흡기관은 한쪽 끝이 막힌 기다란 풍선이라고 할 수 있다. 관이든 풍선이든, 이 기관들이 정상적으로 작동하려면 점막이 촉촉해야 한다. 이 점막을 촉촉하게 하려면 혈액이 충분히 공급되어야 가능하다. 나이가 들면서 소화가 안 되고, 폐활량이 낮아지는 것은 나이 들어갈수록 혈액이 부족해지기 때문이다. 이러한 상태가 점막이 마르는 이유에 한몫하는 것 같다.

나이가 들면서 잔기침이 많아지는 것은 기관지가 건조해지기 때문이다. 그렇다면 밤에 기침을 많이 하는 이유는 무엇 때문일까? 밤에는 코티졸 농도도 떨어지고, 알도스테론 농도도 떨어지기 마련이다. 알도스테론 농도가 떨어지면 수분의 재흡수가 억제되므로 수분 부족증이 생겨서 점막이 건조해질 것이다. 물론 코티졸이 떨어지는 효과가 더 크기는 할 것이다. 누워있는 자세가 기침을 더 유발하기도 한다.

소화기관 건조, 호흡기관 건조, 피부 건조 등 건조증이 있다면 먼저 헴철을 생각해 보면 좋다. 혈액이 들어가면 세포가 촉촉해진다. 그래서 헴철을 천식, 비염, 아토피 피부염에도 적용이 가능할 것으로 생각한다. 폐에 수분이 충분하면 기침이 덜 나올 것이고, 피부에 충분한 수분이 보유된다면 아토피도 호전될 것이다. 내가 아는 경험 많은 여약사님은 피부과 치료를 받아도 해결이 잘 안되는 피부 소양증(掻痒症)에 면역력을 올려주는 아라비녹실란 제제와 더불어서 헴철을 복용할 때 피부가려움증이 개선된 사례가 아주 많다고 한다.

만약 가래가 너무 많이 생긴다면 염증이 있어서 그럴 수 있는데, 체내에 수분이 충분해서 가래의 점도가 낮다면 그 가래는 잘 뱉어질 것이고, 수분이 부족해서 가래의 점도가 높다면 그 가래는 잘 뱉어지지 않을 것이다. 혈액이 보급될 때 수분도 같이 운반하게 되므로 혈액이 부족하면 기관지 점막이 건조해지고, 그 점막에 자연히 산소가 잘 녹지 않게 될 것이다. 그러면 폐 세포는 산소 투과도가 낮아져서 산소 부족증 상태가 되므로 체내 염증 수치는 더 올라갈 것이다.

그러므로 기침 가래로 고생하는 사람은 수분을 충분히 섭취하면서 진해거담제와 더불어 헴철을 먹어준다면 점막이 촉촉해져 기침이 덜 나오고, 가래의 점도가 낮아져서 가래 배출이 더 수월해질 것이다. 폐는 산소를 받아들이는 기관이고, 혈액이 충분하면 폐 세포에서 산소 교환이 잘 되기 때문에, 폐 관련 질환이 있는 사람들에게 도움이 된다.

폐에 있는 대식세포가 탐식 능력이 낮아서 염증성 사이토카인을 질질 흘린다면 폐 세포의 기능이 위축되어서 산소 교환이 점점 더 어려워질 것이다. 장을 제외한다면 체내로 이물질이 가장 많이 유입되는 기관이 폐라고 할 수 있다. 면역력이 낮아지면 폐로 침입한 이물질이 제거되지 않고, 그로 인해 전신에 만성 염증이 생기게 된다.

마른기침을 오래 하든지, 감기로 기침 가래가 심한 분들은 처방 약도 먹겠지만 도움을 주는 영양소를 챙겨 먹는다면 더욱 회복 속도가 빠를 것이다. 오랜 기침은 체력을 고갈시키는데, 처방약을 계속 먹다 보면, 약 자체도 독으로 작용하여 더욱 기진맥진하게 만들어 버린다. 철분이 부족하면 체액이 부족해지고, 결과적으로 기관지 점막이 건조해진다. 기관지가 건조한 상태에서는 외부 침입균, 이물질 등이 기관지 점막으로 더 많이 유입될 가능성이 크고, 유입되는 이물질에 대해 면역세포가 더 많이 대응해야 하는 일들이 생긴다. 이렇게 철분 부족은 기관지를 건조하게 하고, 건조해진 기관지 점막으로 침투한 이물질을 효과적으로 제거하지 못하는 상황이 되므로 마른기침하는 것이다.

나는 오랜 기간 기침으로 고생하는 분들에게 헴철 제제를 같이 드시면 좋다고 권해드리는데, 단순히 처방 약만 먹는 분들보다 회복되는 기간이 줄어든다. 혈액을 공급해 주니 기운이 나서 감기가 빨리 낫고, 더불어 수분공급도 되니 좋아지는 것 같다. 처방 약이 약하다고 투덜댈 게 아니라 나의 체력부터 올려야 감기가 낫는다.

또 장이 나쁘면 염증반응으로 인해 기관지가 메마르게 된다. 이때 유산균과 더불어 미네랄을 충분히 공급해 준다면 세포 안, 밖에 수분공급이 원활해진다. 그러므로 기관지를 촉촉하게 유지하려면 헴철, 유산균, 미네랄제제가 도움이 된다.

더불어 면역력을 올려주는 영양소 요법은 오래된 기침이나 천식을 호전시키는 데 무척 도움이 된다. 내가 약국에서 이러한 분들에게 5세대 면역다당체인 아라비녹실란 제제를 드렸을 때, 좋아지는 분들이 아주 많다. 환절기에 비염으로 고생하는 분들도 좋아진 경험이 많다.

아라비녹실란 제제를 투여했을 때 호전되는 실험 결과도 많다.

알레르기 유발(비염, 천식) 마우스 모델에 **흑미강(표고균사)발효분말**을 경구투여한 결과,
IgE 생성 및 염증성 사이토카인 억제

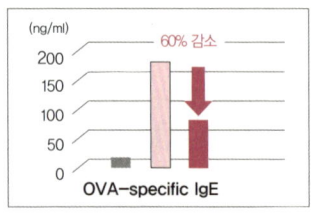 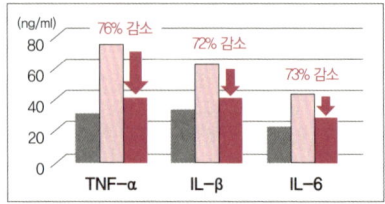

■ Normal □ OVA ■ OVA + 흑미강(표고균사)발효분말 40mg/kg

[시험 대상] OVA(Ovalbumin)로 유도한 알레르기 유발 쥐
[시험 방법] 2주간 알레르기 유발 쥐에 40mg/kg 흑미강(표고균사)발효분말을 경구투여한 후 기관지 폐포 세척액(BALF, Bronchoalveolar Lavage Fluid) 내 Th2 cytokine(IL-4, IL-5, IL-13), Th1 cytokine(IL-2, IL-12, IL-10), Ige, 염증성 cytokine(TNF-α, IL-β, IL-6) 측정

초기 알레르기 반응에 아라비녹실란을 투여할 때 알레르기 반응이 60% 정도 감소했고, 만성 염증을 유발하는 사이토카인 TNF-알파, IL-1 베타, IL-6가 70% 이상 감소한 것을 알 수 있다.

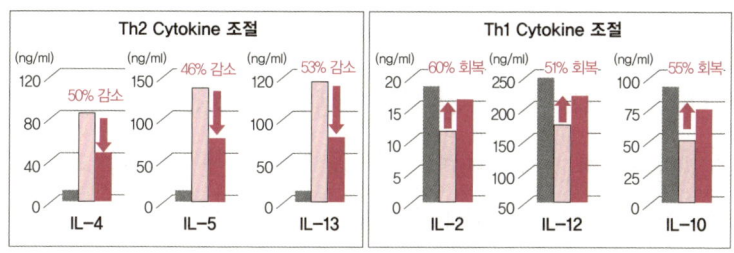

위 도표는 알레르기를 유발하는 Th2 사이토카인은 줄어들고, 침입한 이물질을 공격하는 Th1 사이토카인은 올려주므로 면역 과활성화를 억제하고, 면역력을 회복하는 것으로 나타났다.

나는 환자들에게 이렇게 설명하곤 한다. '기침을 유발하는 세균이나 바이러스를 이기려면 내 몸의 면역력을 올려야 한다. 면역력이란 외부에서 침입한 바이러스를 이기는 힘이다.' 그리고 비염으로 고생하는 분들을 만나면 '보통 사람들은 꽃가루나 황사가 코에 들어와도 큰 문제가 안 되는데 면역력이 약한 사람은 너무 예민하게 반응해서 콧물과 재채기가 나는 것이다. 아라비녹실란 제제를 복용하면 면역세포를 훈련해서 너무 과민하게 반응하지 못하도록 도와준다.' 이렇게 설명하면 구매해서 먹어보고는 좋아지는 분들이 꽤 있다.

기침이 심한데 처방 약을 먹어도 해결이 안 되거나, 환절기마다 비염, 알레르기로 고생한다면 혈액을 공급하는 헴철과 면역력 향상에 도움을 주는 아라비녹실란을 챙겨 먹어서 심각한 호흡기 질환이나 알레르기 질환에서 해방되시길 바란다.

5장

저산소증을 해결하면 염증이 줄어든다

01
저산소증이 되면 일어나는 현상

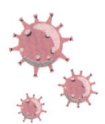

 코로나 팬데믹 시기도 지났건만, 사람들은 여전히 마스크를 쓰고 다닐 수밖에 없다. 환절기에 독감도 유행하고, 중국발 미세먼지가 수시로 불어닥치기 때문이다. 밀폐된 곳에서 마스크를 쓰면 감염 예방에 도움이 되고, 의료기관 및 감염 취약 시설을 방문할 때는 착용을 권고하고 있다. 그런데 마스크를 착용하면 저산소증에 빠질 수 있다.

 공기 중 정상 산소 농도는 21%인데, 1% 정도의 산소가 감소된 상태로 오래 있으면 인체 손상도가 5~10% 정도 증가한다. 복잡한 지하철, 찜질방, 차 안 등의 밀폐된 공간에서는 산소 농도가 20% 미만이라고 한다. 마스크를 오랫동안 착용해서 두통이 생겼다면 저산소증으로 인해서 뇌세포가 부풀어 오를 수 있다.

뇌는 1.5kg밖에 안 되지만, 우리가 호흡하는 산소의 25~30%를 소비한다. 산소가 부족한 상태에서는 뇌세포 내의 ATP가 부족해지고, 나트륨/칼륨 펌프(Na^+/K^+ pump)를 충분히 작동시키지 못하기 때문에 뇌세포 내의 삼투압이 올라가고, 세포 내에 물이 차서, 부종이 일어날 수 있으며, 결과적으로 두통이 생길 수 있다.

저산소증은 뇌나 심장에도 영향을 주지만, 특히 비강, 기관지, 폐에도 안 좋은 영향을 줄 수 있다. 마스크로 인한 저산소증은 호흡기 점막을 말릴 수 있으므로 코로나 등 바이러스 감염에 더 취약해질 수 있는 것이다. 그리고 여름철에 덥다고 계속 에어컨을 돌리면 산소 분압이 점점 낮아지므로 20분마다 창문을 열어서 환기할 필요가 있다. 한여름철에 잠이 안 오기도 하고, 살도 찌기 쉬운데, 불면과 비만의 근본 원인 역시 저산소증이라고 할 수 있다. 정상적인 혈중 산소포화도는 95~100%이다. 90% 미만의 산소포화도는 응급실로 가야 하는 상황이고, 91~94%는 저산소증 주의 상태이다.

만약 정상적인 혈색소 수치보다 10~20% 낮은 사람이 환기가 잘 안되는 에어컨 바람에 오래 노출된다면 더 심한 저산소증을 겪게 될 것이다. 이렇게 여름철에 두통이 생기는 이유 중 선풍기, 에어컨 바람을 많이 쐬므로 저산소증에 의한 경우가 많을 것이다. 산소 공급이 적어지면 뇌세포의 HIF와 결합해서 염증성 단백질 발현을 촉진한다. 그러면 신체는 염증 상태가 되어서 두통이 생기는 것이다.

산소 포화도가 낮아서 저산소증이 일어나기 쉬운 상태
1. 비행기를 탔을 경우처럼 공기 중의 산소가 감소한 상황
2. 천식이나 폐쇄성 폐질환(COPD)처럼 호흡기가 약한 경우
3. 적혈구나 헤모글로빈이 너무 적은 빈혈증의 경우
4. 일산화탄소 등에 의해서 산소보다 헤모글로빈과 더 강하게 결합하는 경우

평소에 혈액이 부족하거나, 당뇨병이 있거나, 고령일 경우 저산소증이 나타나는 빈도가 더 잦을 수 있다. 당뇨 환자는 혈액이 당화되어서 당화혈색소(HbA1c)가 높아져 있으니 아무래도 산소 운반 능력이 떨어질 것이다. 정상인의 혈관은 조밀하지 않은데 당뇨인의 안구 모세혈관이 신생(angiogenesis) 되는 경우가 많다.

당뇨 환자는 신경이나 혈액이 당화되므로 미세혈관이 망가지게 되니, 저산소증에 시달리게 된다. 심장에 산소 공급이 원활하지 않은 고지혈 환자의 심장 모세혈관도 복잡하게 신생하는 경우가 생긴다. 혈관 신생은 암 조직의 전형적인 생리현상이다. 혈관이 없던 조직에 혈관을 신생하려면 염증반응이 일어나야 한다.

대식세포는 바이러스에 감염된 세포를 사멸시키고, 사멸된 그 세포의 자리에 원래의 세포를 재생시키는 역할을 한다. M1 대식세포는 식균작용을 하고, M2 대식세포는 원래의 세포로 조직 복구한다. 즉 M1은 세포를 죽이고, M2는 세포를 성장시키는 역할을 하는데, M2의 부정적인 역할은 암세포 성장도 촉진한다는 것이다.[24] 저산소증은 암을 일으키는데, 대식세포 M2는 암을 유발할 수도 있다는 것이다. 저산소증이 M2 대식세포의 분화(polarization)에 영향을 주기 때문에 암을 유발할 수 있다고 한다. 아마도 오랜 기간 M1과 M2의 팽팽한 대립 상태를 유지한다면 암세포로 성장 될 확률이 높을 것이다.

---

[24] 참고 논문: Nature https://www.nature.com 〉 articles, JE Park 저술, 2019, 264회 인용

급성, 만성 염증에서의 마크로파지 분극화(Macrophage polarization in acute and chronic inflammation)

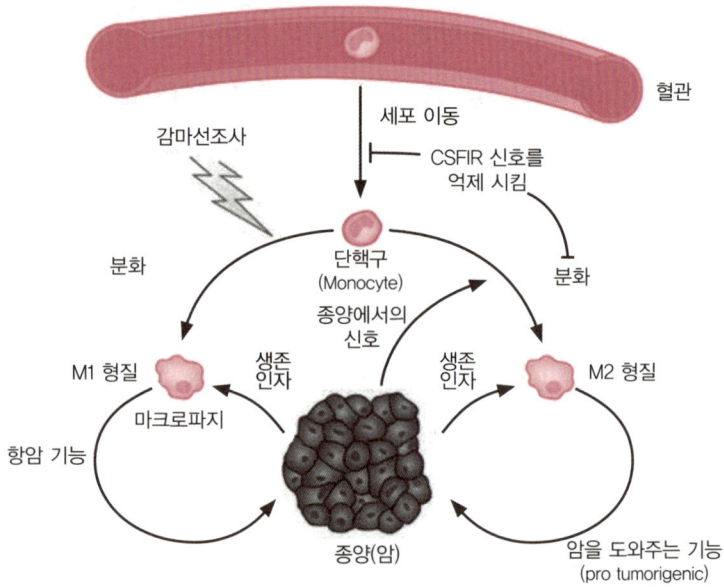

출처: Bio | 동향리포트. 이욱빈(연세대학교)

    독감을 예방하기 위해서 마스크를 착용하는 것이 도움이 되는 부분도 있지만, 오히려 저산소증으로 인해서 점막을 말리므로 바이러스 침투를 쉽게 하고, 저산소증으로 인해서 대식세포의 분화를 M2쪽으로 가게 해서 독감 바이러스에 대한 탐식 능력을 약화하는 부정적인 요소도 있다(탐식 능력은 M1이 강함).

만약 마스크를 오래 쓰고 지내서 두통이 온다면 차라리 흡수력이 좋은 헴철이 도움이 될 수 있다. 위장장애가 있는 무기 철보다 세포가 원하는 순도 높은 헴철을 냉방병으로 두통이 올 때나, 마스크를 오래 써서 두통이 생길 때에도 활용해 보면 좋다.

고산병을 예방하는 식물로 고산 지대 바위 위에서 자생하는 홍경천이 있다. 홍경천 제제도 저산소증에 도움이 될 수 있고, 고순도 헴철을 먹어주는 것도 저산소증을 해소하는 방법이다. 그리고 아르기닌은 저산소증 상태에서 여름철 늘어진 혈관에 탄력을 주고, 질소 노폐물을 제거해 주어서 피로 개선에 도움이 되므로 저산소증을 극복하는 영양소라고 할 수 있다.

02
치매가 생기는 원리와 영양소 요법

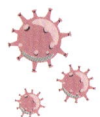

크기가 작은 LDL은 혈관에 염증을 일으켜서 죽상동맥경화를 유발하지만, 내인성 이물질인 아밀로이드 베타 단백질은 뇌에 염증을 일으켜서 치매를 유발한다. 죽상동맥경화를 막기 위해서는 스타틴을 투여해서 LDL을 떨어뜨리는데, 치매를 일으키는 원인 물질인 아밀로이드 베타 단백질을 억제하는 약을 처방하는 경우는 별로 없다.

알츠하이머 치매가 생기는 주요 원인으로 아밀로이드 베타 단백질을 지목한다. 뇌 세포막에는 APP 단백질[25]이 있는데, 이 단백

---

[25] APP 단백질: 아밀로이드 전구 단백질 precursor protein

질은 뇌세포를 보호하고 수리, 보수하는 기능이 있다. APP 단백질은 일정 기간 사용되다가 분해효소인 세크레타제에 의해 잘려져서 처리되는데, 베타 세크레타제에 의해서 잘려 지면 큰 조각이 남게 되어 뇌세포를 자극해서 치매를 유도한다. 이것이 아밀로이드 베타 단백질이다.

아밀로이드 베타는 여러 개가 뭉쳐진 올리고머를 형성해서 신경 독으로 작용하고, 결과적으로 신경 고속도로망인 마이크로 튜블도 손상되어 버린다. 그러면 뇌세포가 죽게 되어서 뇌 신경전달이 안 되므로 기억을 저장하기 어렵게 된다. 치매 검사에서 가장 중요한 것은 아밀로이드 베타를 체크하는 일이다.

현재 보험 급여되는 치매 약물로 초기, 중기에 도네페질, 말기에 메만틴이 있다. 치매약으로 개발된 도네페질[26]은 신경전달물질인 아세틸콜린을 공급하는 약물이고, 메만틴[27]은 NMDA 수용체를 억제해서 과잉 흥분을 막아주는 약물이다. 뇌세포가 과잉 흥분되면 난폭해질 수 있는데, 메만틴을 먹으면 좀 얌전해지므로

---

[26] 도네페질: cholinesterase inhibitor, 아세틸콜린을 분해하는 효소를 억제함, 대표상품명 :아리셉트
[27] 메만틴: 대표상품명: 에빅사

나쁜 치매를 예쁜 치매로 바꾸어준다고 할 수 있다. 이러한 약물들은 발병을 압축하여서 초기 상태로 오래 끌고 가는 약물이라고 할 수 있다.

NMDA 수용체가 지나치게 활성화되면 세포 속으로 칼슘이 과도하게 유입되어서 자멸사(apoptosis)의 신호로 작용한다. 즉 뇌세포가 죽는다는 말이다. 아이들이 ADHD에 걸리는 까닭도 뇌세포가 지나치게 흥분되기 때문이다.

콜린 알포세레이트는 기억력이나 집중력 저하가 있는 환자들의 인지기능 개선을 목적으로 경도인지장애(MCI), 초기 치매, 뇌혈관 질환 이후 인지 저하가 우려되는 환자군에 널리 처방됐다. 하지만 앞으로 급여기준을 치매 적응증에는 급여가 되나, 치매 외 적응증은 80% 선별급여로 축소될 것이다. 해당 약제의 임상적 유용성과 비용 효과성 등을 다시 한번 따져본 결과 전체 효능 중 알츠하이머 치매를 제외하고는 근거가 부족하다는 이유였다. 요즈음 건기식으로 광고도 많이 하고 관심을 끄는 성분인 포스파티딜세린은 신경전달물질을 구성하는 인지질 성분중 하나이다.[28]

---

28 참조: 의협신문

혈관에 생기는 작은 크기의 LDL과 뇌에 생기는 아밀로이드 베타는 내인성 독성물질이다. 내 몸속에 불가피하게 내인성 이물질이 생길 수 있지만, 그 이물질을 청소하는 세포도 함께 존재한다. 그 세포가 바로 대식세포이다.

NMDA 수용체는 긴장되는 업무를 수행할 때 잠시 흥분되어야 한다. 그리고 다시 차분하게 해주는 가바(GABA) 수용체가 나와야 한다. 하지만 아밀로이드 베타 올리고머가 뇌신경에 눌어붙게 되면, 끊임없이 NMDA 수용체를 자극하게 되어서 흥분상태가 유지되고, 난폭해지며 나중에는 뇌세포 자체가 망가져서 치매로 이어진다. 결국, 치매도 뇌에서 생기는 염증에서 비롯되는 것이다. 만성 염증은 대식세포의 탐식 능력을 떨어뜨린다. 이것을 거꾸로 생각해 보면 대식세포의 탐식 능력을 높이면 치매를 늦출 수 있을 것이다.

치매를 예방하기 위해서는 단일 제제만 쓰는 것보다 칵테일 요법이 좋다고 한다. 치매는 65세부터 시작되고 아밀로이드 베타는 15년 전인 50세쯤부터 쌓이기 시작하는데, 치매라는 미끄럼틀에 한 번 올라가면 내려오게 되어있듯이 자연스레 치매 수순을 밟게 된다. 그러므로 치매는 예방이 가장 중요한데, 치매를 일으키는 최고 원인인 아밀로이드 베타를 제거하고, 타우단백질의 과인산화를 방지하고 뇌세포의 염증을 억제하는 성분을 찾는 게 중요하다.

만성 염증을 일으키는 내인성, 외인성 이물질을 재빨리 제거할 수 있다면 염증을 줄일 수 있을 것이다. 혈관 청소란 대식세포가 작은 크기의 LDL을 먹어 치우는 것이라고 할 수 있고, 뇌 청소란 뇌에 있는 대식세포가 독성 아밀로이드를 먹어 치우는 것이라고 할 수 있다. 혈관질환과 치매를 근본적으로 예방하기 위해서는 대식세포의 탐식 능력을 극대화하기 위하여 면역력을 끌어올려야 할 것이다. 그런 점에서 면역력 향상에 도움을 주는 아라비녹실란 제제가 혈관질환 예방과 치매를 근본적으로 예방하는 데 도움이 될 수 있을 것으로 생각한다.

즉 면역력이 떨어지면 혈관질환, 치매가 생기는 것이다. 면역이 약하면 뇌에 있는 대식세포가 M1 타입으로 계속 머물게 되고, M2 타입으로 바뀌지 않으므로 염증이 종결되지 못한다. 만성 염증은 결과적으로 뇌세포를 파괴해서 치매를 유발할 것이다.

면역력이 좋으면 대식세포 M1에서 M2로의 분화 과정이 원활해진다. M1의 활성이 좋다면 아밀로이드 베타 독성 단백질을 먹어 치울 수 있을 것이다. 그렇지만 M1의 활성이 좋지 못하면 오랫동안 M1 상태로 존재하게 되고, 염증성 사이토카인을 질질 흘리는 상태가 되어서 뇌세포가 파괴된다. 만약 집에 바퀴벌레가 나오면 좋은 살충제를 뿌려서 소탕하면 끝나는데, 살충제의 성능이 안 좋아서 조금씩 자꾸 뿌리다 보면, 바퀴벌레도 완전히 안 죽고 집에 있는 사람까지 살충제 때문에 병들게 되는 상황으로 비유해도 될지 모르겠다.

아밀로이드 베타는 뇌에서 혈액으로 방출되기도 하는데, 나이가 들수록, 치매가 있을수록 혈중 아밀로이드 베타의 농도가 증가하고, 혈중의 LPS도 증가한다. LPS는 장내 그람 음성균의 세포막 찌꺼기 조각으로 장내 부패균이 많으면 만성 염증이 증가하고, 이 만성 염증이 치매도 증가시키게 된다. 치매를 예방하고, 악화하는 것을 막기 위해서는 결국 장과 면역력이 좋아야 한다.

치매를 예방하려면 만성 염증의 근원인 부패균을 억제하는 식물성 유산균 생성물질과 면역력 향상에 도움을 주는 아라비녹실란 제제, 혈액을 충분히 공급하기 위해서 헴철이 도움이 될 것이다. 혈액 공급이 부족해지면 뇌세포가 저산소증에 시달리게 되고, 곧 염증에 빠지게 될 것이다. 아밀로이드 베타와 결합해서 배출시키는 나노 커큐민 제제도 치매 예방에 좋다.

우리나라 80세 이상이 치매에 걸리는 확률이 13%가 넘는다고 하는데, 인도 사람들은 겨우 1%만 치매에 걸린다고 한다. 평생 카레를 먹어서 그런지는 모르겠으나 일부 영향이 있다는 생각이 든다. 그런데 우리나라 사람들이 매일 카레를 먹기도 힘들고, 또 일반 카레 속에 함유된 강황 가루는 입자가 커서 물에 잘 안 녹는다. 치매 예방 목적으로 강황을 먹으려고 한다면 나노 입자크기를 확인해 보는 게 좋을 것 같다. 나노 커큐민이 적어도 70nm 이하의 제품이라야 뇌혈관 장벽인 BBB를 통과해서 치매 예방에 도움을 줄 것이다.

뇌에 좋은 영양소를 누트로픽[29]이라고 한다. 은행엽엑스가 굉장히 좋은 누트로픽이라고 하는데, 홍경천의 유효성분인 살리드로사이드 역시 누트로픽이라고 불리운다. 살리드로사이드가 알츠하이머로 인한 뇌 손상을 줄여주기도 하고, 건망증에도 좋다고 하는데, 건망증은 뇌신경 전달물질인 아세틸콜린의 농도가 낮아서 생기는 것이다. 일찍부터 치매를 예방하면 좋고, 치매 판정을 받은 초기라면 칵테일 요법으로 좀 더 적극적으로 치매에 대처하는 게 좋을 것 같다.

---

29 누트로픽:Nootropic,뇌 영양물질

치매에 좋은 칵테일 요법으로 헴철, 나노 커큐민, 홍경천, 녹차 추출물, 엽산, 미네랄제제 등을 대량으로 사용하는 것이다. 커큐민은 NMDA 수용체을 억제하여서 뇌 기능 안정에 도움을 주고, 홍경천의 살리드로사이드는 가바 수용체에 작용하여 뇌 기능을 안정화한다. 그밖에 인삼 사포닌 Rg1과 황련의 베르베린, 녹차의 EGCG, 라스베라트롤도 치매 예방에 도움을 주는 것으로 알려져 있다.

03
혈부족증이 치매의 주요 원인이다?

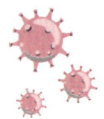

    2017년 삼성 서울병원에서 빈혈과 치매의 발생빈도에 관한 논문을 발표했다. 삼성병원 신동욱 교수와 서울대 병원 정수민 전임의 연구팀은 건강보험공단 검진 코호트 자료를 바탕으로 2007~2011년 동안 66세 노인들을 대상으로 시행되는 생애 전환기 검진에 참여한 37,900명의 자료를 분석했는데, 심한 빈혈일 경우 치매 확률이 570% 증가했다고 한다. 이 연구 결과는 국제 학술지인 치매 연구와 자료〈Alzheimer Reserch & Therapy〉지 최신 호에 게재되었다.

    빈혈이 치매를 일으키는 메커니즘에 대해 아래 4가지 정도를 말하고 있다.

1. 저산소증
2. 대뇌피질의 위축
3. 신경 전달 물질 부족
4. 호모시스테인, 아세틸콜린 대사 문제

저산소증 상태가 되면 취약한 세포 중 하나가 신경 세포이다. 뇌세포가 저산소증 상태가 되면 HIF-1알파 단백질이 만들어져서 염증성 사이토카인을 내뿜게 되고, 염증성 사이토카인은 뇌에 있는 대식세포가 아밀로이드 베타 단백질을 제거하는 기능을 떨어뜨린다. 산소는 신경전달물질 생합성에 있어서 가장 중요한 역할을 한다. 모노아민 신경전달 물질인 세로토닌, 도파민, 노르아드레날린을 생 합성할 때 산소를 공급하는 철분과 엽산이 필요하다.

아이들도 의외로 철분 부족증이 많다. 만약 아기가 짜증을 잘 내고, 예민하고, 밥을 잘 안 먹는다면, 철분 부족증 때문에 그런지 확인해볼 필요가 있다. 또 입맛이 없고, 소화가 잘 안되고 심지어 토한다면 혈 부족증으로 위산이나 담즙산이 잘 안 만들어져서 그럴 수도 있을 것이다. 아이가 잘 뛰어놀지 못하거나 손발이 차갑다든지, 다크서클이 생기고 피부가 퍼석거린다면 세포분열이 왕성하지 못하다는 증거이니 역시 철분 부족일 확률이 높다. 그러

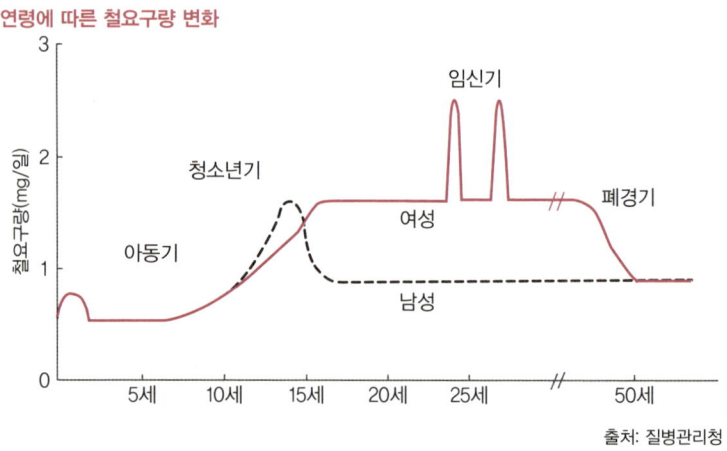

출처: 질병관리청

므로 아기들에게도 헴철을 먹인다면 여러모로 좋아질 것이다.

위 도표를 살펴보면 영아기에 빈혈 증상이 심하고, 사춘기 이후에는 여성들의 빈혈이 남성보다 더 심하다는 것을 알 수 있다. 영아들의 혈 부족증을 예방하기 위해서 산모들이 질 좋은 헴철과 엽산을 부지런히 챙겨 먹을 필요가 있다. 태내에서 아기의 뇌가 형성되는 시기에 철분이 충분해야 두뇌가 좋은 아이가 태어날 것이다. 출산 후에도 모유만 먹이면 철분이 부족해질 수 있으니 적당히 분유도 같이 먹이고 이유식을 통해서 아기들에게 철분을 공급해야 두뇌 발달이 잘 된다. 요즘에는 흡수력 좋은 헴철에, 장 기능을 돕는 유산균이 배합된 어린이용 철분제제도 나오니 활용하면 좋을 것이다.

여성들은 생리, 출산 등을 경험하므로 빈혈증에 빠지기 쉬운데, 치매에 걸리는 확률도 남성보다 훨씬 더 높다. 그 이유를 생각해 보면 여성들이 빈혈증으로 인해서 뇌로 산소 공급이 잘 안되니 뇌세포에 염증이 생겨서 치매로 이어지기 쉽다는 점을 유추할 수 있다. 가장 좋은 치매약이 어쩜 헴철인지도 모른다.

그런데 자연에 있는 3가 철, 헴철은 펜톤 반응을 일으키지 않지만, 인간이 만든 2가 철은 펜톤 반응을 일으킨다. 펜톤 반응은 위장관, 혈관, 세포 내에서 일어날 수 있는데. 암 환자가 조심해야 하는 철분도 2가 철이라고 할 수 있다. 활성 산소가 배출되기 때문이다.

펜톤 반응(Fenton reaction)이란 약간 어렵지만 이해를 돕기 위해서 먼저 기초 지식을 알려드린다면, 전자가 짝을 이루면 안정적인 상태이지만, 전자 한 개가 모자라면 다른 이온을 공격해서 전자를 빼앗아 타격을 입히는 과정에 활성 산소가 발생한다. 반대로 전자가 풍부해서 다른 이온에 전자를 많이 제공할 수 있는 물질을 항산화제라고 한다. 즉 전자 한 개가 부족한 라디칼은 다른 이온의 전자를 빼앗는 외로운 늑대라고 표현할 수 있다.

$$Fe^{2+} + H_2O_2 \rightarrow Fe^{3+} + OH^- + OH \quad \text{펜톤반응}$$

헴철도 제조사에 따라서 흡수율이 상당히 차이가 난다. 고순도 헴철은 뇌세포, 소화기계, 부신, 미토콘드리아, 적혈구 내로 바로 들어가 사용되지만, 순도가 낮은 헴철은 세포 내로 바로 들어가서 제 기능을 발휘하기 좀 어려울 것이다. 고순도 헴철을 제조하려면 원료 중 단백질 불순물을 최대한 제거해야 한다. 위장이 약하고 혈액이 부족한 사람들은 대개 비위가 약해서 독특한 맛이 나는 제품을 잘 못 먹는 경우가 많은데, 헴철 제조 과정에서 불순물이 다 제거되지 못하면 비릿한 맛이나 쇠 맛이 나기도 한다. 그런데 최대한 단백질 불순물을 제거한 헴철은 비린 맛이 거의 안 나니 참 다행인 것 같다. 제품 내용도 좋아야 하지만, 계속 먹을 수 있는 맛도 중요한 것 같다. 그래야 끝까지 더 먹고 건강해질 수 있으니까.

활성 산소의 일종인 과산화수소(H_2O_2)가 우리 몸 안에서 철(Fe^{2+})을 만나 수산화 라디칼(·OH)을 만드는 것을 펜톤 반응이라고 한다. 철(Fe^{2+})로부터 전자 하나를 받은 쪽 라디칼은 전자쌍을 이루었으니 안정적인 수산화이온(OH^-)이 되고, 나머지는 전자가 쌍을 못 이루어서 수산화 라디칼(·OH)이 되면, 불안정하여 다른 이온을 공격하여 활성 산소를 유발하는 것이다.

  이같이 체내 대사 과정에서 불가피하게 발생하는 과산화수소와 무기 철분 이온은 만나서 펜톤 반응을 일으킬 수 있으므로 활성 산소가 발생해서 위장장애나 변비가 생기는 것이다.

04
철분이 부족해지면
면역력도 약해진다

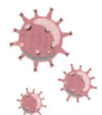

미네랄 중 아연은 면역력을 올려주는데, 아연 부족은 흉선의 축소로 이어지고, 흉선이 축소되면 T세포의 감소로 이어지므로 면역력이 떨어질 수밖에 없다. 아연뿐만 아니고, 철분도 면역력과 깊은 관련성이 있다. 철분이 간접적으로 면역력을 높이는 기전과 직접적으로 면역력을 높이는 기전으로 나누어 볼 수 있다.

철분이 면역력을 간접적으로 높이는 기전

1. 모든 인체 세포는 미토콘드리아에 작용해서 에너지를 생산하는데, 에너지가 없으면 면역력이 떨어질 수밖에 없고, 특히 면역세포도 작용하려면 에너지가 있어야 한다.
2. 철분은 뇌세포에 작용해서 세로토닌 생산을 도와서 기분이

좋아지게 한다. 기분이 좋으면 면역력이 올라가는 것이다. 이것을 반대로 말하자면 스트레스받고 기분이 나빠지면 면역력도 떨어진다는 말이다.

3. 철분은 멜라토닌도 잘 생성하도록 해서 숙면하게 도와주므로 면역력이 올라가게 된다. 멜라토닌은 최고의 항산화 성분이고, 잠을 푹 자는 것은 면역력과 깊은 관계가 있다. 뇌신경 쪽으로 혈액이 잘 도달되어야 잠도 깊이 오므로, 늘 얕은 잠에 시달린다면 흡수력 좋은 헴철과 신경 전달물질 생성에 중요한 엽산을 같이 먹어주면 좋을 것이다.

4. 혈액생성이 촉진되면 소화기 점막이 촉촉해지고, 위산, 담즙산 분비가 촉진되어 소화가 잘되고, 소화되지 못한 찌꺼기가 줄어들면 장내 부패가 억제되므로 면역이 높아진다고 할 수 있다.

5. 혈액생성이 촉진되면 호흡기 점막도 촉촉해져서 바이러스 침투를 억제하는 데 도움이 된다.

6. 철분은 갑상샘, 부신 등 호르몬 분비를 원활히 하고, 체온을 높여주어서 면역력을 좋게 한다.

감기나 독감 바이러스와 싸우는 선천면역 세포 3종은 호중구,

NK세포. 대식세포이다. 호흡기 점막으로 바이러스가 침투하면 호중구는 육박전으로 바이러스와 싸우고, NK세포는 바이러스에 감염된 세포를 죽이고, 대식세포는 전사한 호중구 잔해와 바이러스에 감염되어서 NK세포에 의해 죽임을 당한 세포를 먹어 치우는 작용을 하게 된다.

철분과 면역은 어떤 상관관계가 있는 걸까? 철분은 호중구, 호산구, 대식세포, T세포 등의 면역세포를 활성화한다. 호중구가 세

철분이 선천 면역세포에 작용해서 직접적으로 면역력을 올리는 기전

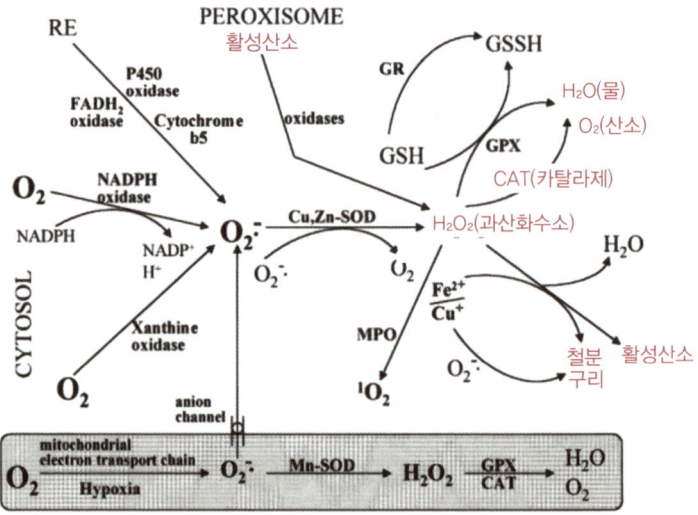

균을 죽이는 활성과 철분이 연관성이 있다. 호중구는 식균작용을 통해서 바이러스를 세포 내로 끌어들인 후, 라이소자임에서 나오는 수산화 라디칼(•OH)로로 녹여 없앤다. 대식세포가 호중구 잔해와 손상된 세포를 먹어 치우는 과정도 식균작용을 통해서 녹여 없애는 것이다.

그런데 과산화수소(H_2O_2)에서 수산화 라디칼(•OH)로 전환하는 과정에 철분(Fe^{2+})과 구리(Cu^{2+})가 촉매한다. 그리고 몸속에 과도하게 생성된 과산화수소는 체내에 존재하는 항산화 물질인 카탈라제(catalase) 효소가 무독화시키는데, 이때 철분은 카탈라제의 조효소로 사용된다. 즉 철분은 세균의 처리 과정에 필수적이고, 남아도는 과산화수소도 제거하는 작용을 하는 것이다. 과산화수소(H_2O_2)는 물(H_2O)과 산소(O_2)로 전환되어서 무독화 처리 된다. 약간 어려운 내용이니 건너뛰어도 좋다. (기타 항산화 효소의 조효소로 아연, 망간, 셀레늄 등이 필요하다)

그러므로 혈액이 부족한 사람은 호중구, NK세포, 대식세포가 바이러스를 탐식할 수 있겠지만 면역세포 내에서 녹여 없애지 못할 것이다. 철분은 모든 세포에 영향을 주지만, 특히 세 가지 세포에 아주 큰 영향을 주는데, 적혈구와 신경 세포와 면역세포이다.

철분이 부족하면 혈액생성이 부족해지는 문제외에 신경전달 물질이 제대로 안 만들어지고, 면역력이 떨어지는 것이다.

혈액이 부족한 사람은 백신 접종을 해도 항체가 생기지 않는 경우가 많다. 항체가 생기려면 수지상 세포가 항원 제시를 해야 하고, T세포가 Th1, Th2 등으로 적절히 분화되어야 하는데, 이런 과정에도 에너지가 필요하다. 철분이 부족하면 수지상 세포의 항원 제시 능력이 약하고, T세포의 분화 능력도 떨어진다. 만약 예방 접종을 해도 항체가 잘 안 생기는 사람이라면 아라비녹실란 제제를 5~6개월 정도 복용하면서 헴철 제제를 같이 챙겨 먹은 후 예방 접종을 하면 항체 형성에 도움이 될 것이다. 항체가 안 생긴다고 백신 탓만 하지 말고, 자기 면역력부터 돌아볼 필요가 있다. 그리고 자주 감기에 걸리고, 감기에 걸려도 잘 안 낫고, 구순 포진, 대상포진, 구내염에 잘 걸리는 사람은 무엇보다도 충분한 혈액 보급이 급선무일 것이다.

무기 철분은 그 자체가 활성 산소를 발생시키고(펜톤 반응), 위장장애나 변비를 유발하는 경향이 있다. 단백 불순물을 최대한 정제한 질 좋은 헴철 제제는 영유아나 노인층에도 흡수력이 좋고 위장장애가 덜하니 평소에 챙겨 먹는다면 대식세포의 탐식 능력을 증대시키는 데 도움을 주어서 면역력이 올라갈 것이다. 생후 6개월에서 2세까지는 엄마로부터 물려받은 철분이 고갈되면서 빈혈이 빈번한 시기이다. 아이들이 감기에 자주 걸리고 입맛이 까다롭다면 맛이 좋고 흡수력 좋은 헴철을 먹이면 좋다.

05
파킨슨, 하지불안증후군에 철분이 필요한 이유

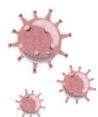

파킨슨병과 하지불안증후군에 공통으로 관여하는 신경전달 물질은 도파민이다. 도파민은 근육의 움직임을 미세하게 조정해 주는 역할을 한다. 도파민이 근육의 움직임을 조성하는 메커니즘은 가바(GABA)처럼 억제성이다. 흥분성 신경전달물질은 글루타메이트의 작용으로 활동적으로 만들어주고, 가바나 도파민은 억제성 신경전달 물질로 작용하여서 글씨를 쓴다든지 정교한 작업을 가능하게 한다.

파킨슨병은 신경이 뇌에서 말초로 가는 과정 중에 도파민이 생성되지 못하기 때문에 근육의 떨림이 있는 것이고, 하지 불안 증후군은 말초에서 뇌로 가는 과정 중에 도파민이 생성되지 못하기 때문에 하지의 떨림을 통제하지 못하는 것이다. 파킨슨병과 하지불안증후군은 유사점이 많아서 분간이 안 되는 경우가 허다하다. 그런데 고령화가 진행되면서 이러한 질환을 앓는 사람들이 점점 늘어나는 추세이다. 파킨슨병과 하지불안증후군 둘 다 도파민 효현제(agonist)를 투여할 수 있는데, 파킨슨병은 대뇌 흑질에 도파민이 부족한 병이고, 하지불안증후군은 시상하부에 도파민이 부족한 병이다.

퍼킨, 마도파와 같은 도파민 효현제는 그야말로 도파민을 넣어주는 약이다. 이런 약들은 초기에는 매우 효과가 좋다고 느끼게 되나, 불과 2년이 되지 못하여 도파민 수용체의 기능이 다운되어서 더 많은 용량의 약물을 투여해야 한다. 그리고 파킨슨 치료제의 부작용으로 과잉으로 움직이는 경향을 만들기 때문에 대단히 어려운 질환이라고 생각한다.

뇌의 흑질을 통해서 근육으로 명령이 내려가는데, 이 부분에 도파민이 부족하면 근육의 미세한 떨림을 억제하지 못하게 된다. 그리고 시상하부 부분에 도파민이 부족하면 하지에서 뇌로 올라오는 근육의 움직임을 통제할 수 없으므로 근육을 움직이지 않고는 참을 수 없게 되는 병이 하지불안증후군이다.

하지 불안 증후군과 하지정맥류의 공통적인 증상은 밤만 되면 다리에 통증이 심해진다는 점이다. 하지불안증후군은 신경질환이지만, 정맥류는 다리 정맥 판막 고장으로 혈액이 역류하는 현상이라고 할 수 있다. 하지불안증후군이나 하지정맥류에서 다리 통증이 밤에 심해지는 원인 중 하나는 혈중 철분 수치가 밤에 낮아지기 때문이다. 도파민을 생 합성하기 위해서는 철분이 필요하다. 티로신에서 도파민이 합성되려면 철분과 엽산이 조효소로 사용된다. 철분은 단지 혈액을 만드는 성분이 아니다. 생체의 중요한 대사 과정에 철분이 부족하면 여러 가지 과정이 일어날 수 없다.

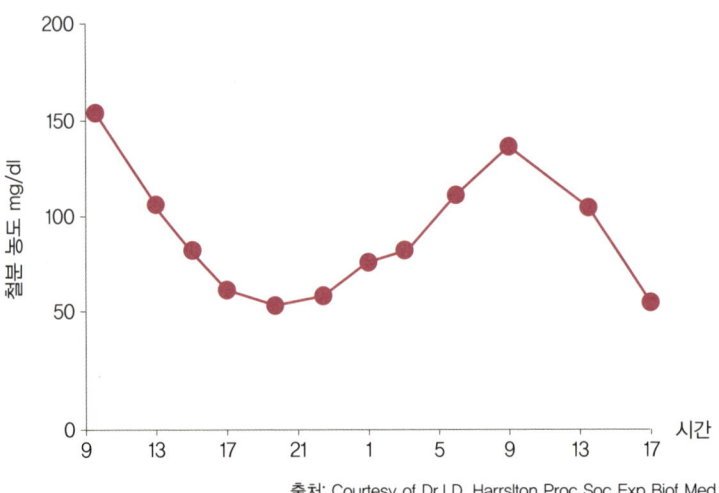

혈중 철분 농도의 일주기 리듬

출처: Courtesy of Dr.LD. Harrslton Proc Soc Exp Biof Med.

인체의 호르몬은 일주기 패턴이 있는데, 부신 피질 호르몬(코티졸)은 에너지를 내므로 낮에 높아지고, 갑상샘 호르몬(TSH, T3)은 체온을 유지하기 위해 밤에 높아진다. 이처럼 혈중 철분도 일주기 리듬이 있는데, 낮에 활동할 때 철분이 많이 필요하기 때문인지 낮에는 올라가지만, 밤에는 무척 낮아지는 경향이 있다. 철분의 농도가 변하면 통증을 느끼는 정도도 달라질 수 있다. 밤에 철분의 농도가 저하되는 시기이므로 하지불안증후군이 더 심해지는 것이다.

하지불안증후군 약물로 도파민 효현제를 처방할 수 있고, 항경련제인 가바펜틴, 프레가발린을 투여할 수 있다. 미세한 떨림을 억제하기 위한 약인 가바펜틴이나 프레가발린은 신경전달 과정에 필요한 칼슘을 차단하여 신경전달을 막는 기전을 가진다. 칼슘 수용체[30]가 차단되면 흥분성 신경전달 물질인 글루타메이트가 억제되어서 과다한 움직임이 줄어들게 된다. 이 약물은 척추관 협착증이나 찌릿한 신경증 환자들에게도 꾸준히 처방되고 있다.

---

[30] 칼슘 수용체: 알파2 델타 수용체($\alpha 2\ \delta$ 수용체). 전압 의존성 칼슘 채널의 보조 단백질로, 신경병증 통증 치료에 사용되는 약물인 가바펜틴이나 프레가발린이 작용하는 부위이다. 칼슘은 중요한 신경 전달물질이기도 하다.

파킨슨병처럼 퇴행성 신경질환이나, 하지 불안 증후군처럼 40~50대 나타나는 신경질환들은 기본적으로 신경전달물질인 가바와 글루타메이트의 균형이 깨지는 것이 근본 원인이라고 할 수 있다. 글루타메이트는 집중하고 움직이는 역할을 하고, 가바는 차분하고 안정되게 한다. 그런데 가바보다 글루타메이트가 너무 많이 생겨서 신경 억제가 안 되므로 미세한 떨림이 계속되는 것이다. 하지불안증후군에 국한해서 말한다면 도파민 부족이 원인이 되어 글루타메이트가 과도해져서 생기는 것으로 생각할 수 있다.

흡수력 좋은 헴철은 도파민 생성에 관여하는데, 결과적으로 가바와 글루타메이트의 균형도 잡아 주는 데 무척 도움을 줄 것이다. 세로토닌, 멜라토닌, 도파민이 부족해지면 중추 신경이 더 곤두서게 된다. 철분은 이러한 신경 전달물질을 합성하는 데 꼭 필요한 성분 중 하나이다. 전문약과 더불어 헴철 제제를 충분히 복용한다면 파킨슨병이나 하지불안증후군도 호전될 것이다. 뇌의 과다한 흥분을 진정시키는 영양소로 미네랄제제나 홍경천 제제도 도움이 된다.

06
혈액이 충분하면
위장 기능이 좋아진다

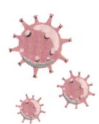

어지럽고, 머리가 무겁고, 기운이 없는 것은 전형적인 빈혈의 3대 증상이다. 일반적으로 인체 내 혈액의 양은 5L 정도이다. 체중의 8% 정도가 혈액이니, 60kg 정도의 체중을 가진 사람은
약 4.8L의 혈액이 있다고 볼 수 있다. 혈액이 없으면 세포에 산소와 영양분을 공급할 수 없다. 즉 정상적인 세포 활동을 할 수 없다는 뜻이다.

대략 혈액의 절반은 적혈구이고, 나머지 절반은 혈장(액체 성분)이다. 충분한 혈액을 형성하기 위해서는 산소를 운반하는 데 필요한 적혈구를 증가시켜야 하고, 영양분을 운반하는 데 필요한 혈장을 증가시켜야 한다. 적혈구를 증가시키는 데 필요한 영양소는 철

분이고, 혈장량을 증가시키는 데 필요한 영양소는 미네랄이다.

혈액은 점막을 촉촉하게 하는데, 나이가 들수록 점막이 마르게 된다. 또 위산 분비 능력이 떨어지게 된다. 위 점막의 벽세포(parietal cell)에는 프로톤 펌프가 있는데, 프로톤 펌프는 ATP의 에너지를 사용해서 프로톤(수소이온)을 위 내강으로 퍼내는 것이다. 수소이온이 위장 내로 들어가야 위산을 만들 수 있다. 만약 벽세포의 미토콘드리아에 철분이 부족하면 ATP를 만들 수 없고, 수소이온을 위장 내로 퍼낼 수 없다. 늘 소화가 안 되는 사람은 소화제만 먹지 말고 헴철을 몇 개월 챙겨 먹는다면 훨씬 소화가 잘될 것이다.

담즙산은 간에서 콜레스테롤로부터 합성되는데, 간세포 내에 철분이 충분하지 않으면 담즙산을 충분히 생합성 할 수 없어서 기름기 소화가 잘 안될뿐더러, 담석이 잘 생길 수 있고, 혈중 콜레스테롤 수치는 증가하는 현상이 생기게 된다. 얼굴이 노르스름한 사람은 담즙분비가 원활하지 못한 경우가 많은데, 이런 분들도 헴철을 챙겨 먹으면 혈색도 좋아지고, 기름기 소화가 더 잘될 것이다.

위장관의 연동 운동을 촉진하는 신경전달물질은 세로토닌이다. 위장관 세포 중 EC 세포(Enterochromaffin cell, 엔테로크로마핀 세포)에서는 체내 세로토닌의 90%를 생산하는데, 세로토닌은 위장관 운동을 촉진할 뿐만 아니라, 위산 분비, 담즙산 분비, 췌장효소 분비도 촉진한다. 철분이 부족한 상태에서는 EC 세포에서 충분한 세로토닌을 생합성 하기 어렵다. 만약 위산 분비 촉진, 담즙분비 촉진, 위장관 운동 촉진과 더불어 어지럽고, 머리가 무겁고, 기운이 없는 증상 개선을 모두 한꺼번에 해결하고 싶다면 역시 질 좋은 헴철과 미네랄 액상 제제를 먹어주는 게 좋을 것이다.

침대는 단지 가구가 아니듯이 헴철은 단지 혈 부족만 해소하는 것이 아니라 위장기능을 회복시키는 소화제가 될 수 있고, 담즙을 잘 배설시키는 이담제가 될 수도 있다. 또 최고의 부신 기능 회복제이고, 갑상샘 기능 회복제라고 말할 수 있다. 충분한 혈액 보급이 건강의 기초이다.

철분이 부족한 상태에서는 근육에서 유산소 운동을 하기 어렵다. 철분이 부족하면 젖산이 축적되어서 근육통도 잘 생기게 된다. 혈액이 부족하면 제일 먼저 뇌세포가 영향을 받아서 어지럽고, 머리가 무겁고, 기운이 없는 증상을 느낄 수 있을 뿐만 아니고, 위장관 세포, 근육 세포, 호르몬 분비 세포 등등 모든 세포가 영향을 받는다.

위장이 약한 사람은 무기 철분제제를 먹기가 부담스럽다. 하지만 흡수력 좋은 헴철 제제를 좋은 효소제와 더불어서 꾸준히 먹어본다면 생각보다 빠른 기간 내에 좋아지는 분들이 많다. 오랜 기간 처방 약 등 여러 가지 요법을 하여도 위장 기능이 좀처럼 회복되지 않던 60대 여성분이 헴철과 단백분해효소제가 고함량 함유된 제품 복용 후 위장 기능이 매우 좋아져서 음식을 잘 먹을 수 있다는 인사를 들은 적이 있다. 위산 분비 억제제를 너무 장기간 복용하면 오히려 위산 분비 기능이 위축된다. 이런 분들은 소화효소제와 더불어서 헴철 제제를 같이 챙겨 먹으면 매우 좋아질 것이다.

역류성 식도염은 과산증보다 오히려 소화가 잘 안되어서 위산이 역류하는 사람이 많은 것 같다. 역류성 식도염이 잘 안 나아서 고민이라면, 위산 분비 억제제 약은 심할 때만 먹고, 야식과 밀가루 음식 등 소화하기 어려운 음식들을 멀리하고 효소제와 헴철을 꾸준히 챙겨 먹다 보면 좋아지는 사람이 많으니 참고하시기 바란다.

07
혈액이 부족하면
비염도 심해지는 이유

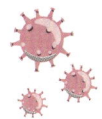

　만성 염증을 해결하려면 혈액을 충분히 공급하면서 혈액순환이 잘되어야 하고, 염증이 가득한 세포막을 건강하게 교정하고, 세포막의 신호전달을 정상화하면서, 세포를 감싸고 있는 ECM(세포외 기질)이 튼튼해야 할 것이다. 만성 염증은 선천면역이 약하고, 그로 인해 후천면역이 지나치게 활성화될 때 생기기 쉽다. 만약 선천 면역력이 강하다면 외부로부터 유입되는 이물질들을 대식세포가 즉시 처리하기에 후천 면역을 가동할 일이 적어질 것이다.
　알레르기 질환인 아토피, 비염, 천식은 만성 염증성 질환이다. 이런 알레르기 질환들은 체질적으로 대식세포의 탐식 능력이 떨어지는 사람에게 생기기 쉽다. 면역력을 더욱 떨어뜨리는 요인은 부패 된 장이라고 할 수 있다. 면역력은 장에서 70~80%가 만들어지는데, 장에 부패균이 많아지면 면역세포들이 부패균을 대항하느라 전체적인 면역력이 급속도로 떨어질 수밖에 없다.

체내 독소가 많으면 아토피, 비염, 천식이 생기기 쉽다. 이 독소는 주로 간을 통해 담즙으로 배설되는데, 간의 담즙을 통해 독소 배설을 촉진해서 알레르기 개선에 도움이 되는 성분으로 실리마린, 메티오닌, 베타인, 콜린 등이 좋다.

혈 부족은 아토피, 비염, 천식에 영향을 준다. 서울대 약대 유기연 박사는 18세 미만 84만 명을 분석한 결과 빈혈이 있는 어린이, 청소년이 빈혈이 없는 또래보다 천식 유병률이 2.1배 높은 것으로 밝혔다. 빈혈이 있는 어린이는 빈혈이 없는 어린이에 비해서 아토피성 피부염, 알레르기성 비염을 앓을 확률이 4배나 높다고 밝혔다.[31]

알레르기가 있는 아이가 빈혈이 있다면 만성 염증성 빈혈일 확률이 높을 것이다.

---

31 참고 문헌: 한국 식품 커뮤니케이션 포럼(KOFRUM)): 성향 점수를 활용한 아토피 질환과 빈혈의 상관성 분석. 유기연 박사(서울대학교 대학원 약학과 예방, 임상, 사회약학 전공)

만성 질환성 빈혈 혹은 만성 염증성 빈혈이 생기는 이유

1. 헵시딘 증가: 염증이 있을 때 철분의 이동을 막는 단백질
2. EPO 감소: 신장에서 골수를 자극하여 혈액 생성하게끔 신호를 주는 단백질
3. 골수에서 적혈구 생성 감소
4. 적혈구의 수명 감소 등이다: 염증으로 인해서 세포막이 잘 깨어진다.

이 중 헵시딘 증가가 만성 염증이 있을 때 빈혈이 생기는 가장 큰 이유라고 할 수 있다.

아토피나 비염 등으로 고생하는 아이들에게 맛좋고 흡수력 좋은 헴철과 더불어 유산균까지 배합된 제품을 먹이면 이런 증상들이 호전될 확률이 높아질 것이다. 더불어서 면역력을 향상하는 아라비녹실란 제제가 캡슐형으로도 출시되니 아이들의 면역력을 올려서 자가 면역질환들을 다스려보면 좋다. 아토피, 알레르기 질환이 있으면 집중력이 떨어지고, 친구들 사이에서 따돌림을 당하는 경우도 많다.

08
골치 아픈 치주염을 다스리는 방법

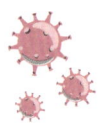

모세혈관의 흐름성은 나이가 들면서 자연히 줄어들게 되는데, 살이 쪄서 내장 비만이 있다면 모세혈관의 흐름성은 더욱 나빠질 것이다. 내장 비만이 있으면 유리 지방산과 염증성 사이토카인이 분비되어서 인슐린 저항성을 유발한다. 식후 혈당 조절이 안 되는 것은 근육 세포에 인슐린 저항성이 생겼다고 할 수 있고, 공복 혈당이 조절 안 되는 것은 지방간 때문이라고 할 수 있다.

인슐린 저항성이란 음식으로 섭취한 포도당이 세포 내로 들어가야 힘을 낼 수 있는데, 포도당을 받아들이는 수용체에 오류가 생겨서 인슐린의 자극을 저항하므로 세포 내로 포도당이 들어가지 못하는 상태를 말한다. 그러면 음식을 섭취하여도 에너지를 사용할 수 없게 된다. 지방산과 염증성 사이토카인이 인슐린 저항성을 일으키는데, 내장 비만은 이 두 가지를 모두 유발한다. 당뇨 환자가 심장, 간, 콩팥, 안구, 족부 등등이 모두 안 좋아지는 이유는 염증성 사이토카인이 장기를 손상하기 때문이다. 당뇨병에 걸리면 모든 장기의 기능이 떨어진다고 생각할 수 있다. 이같이 비만하면 인슐린 저항성을 유발하여 당뇨병이 되기 쉽고, 수명도 짧아질 확률도 높다.

염증성 사이토카인은 장내 부패균에 의해서 더 많이 분비될 수 있는데, 장내 부패균이 증가하면 M1 대식세포를 증가시키게 되고, 염증성 사이토카인의 분비가 증가하면 인슐린 저항성이 생기므로 식후 혈당 관리가 쉽지 않을 것이다. 이처럼 장내 부패균에 의한 만성 염증이 2형 당뇨의 위험도를 높이고, 당뇨의 진행 속도를 빠르게 하며, 합병증 발생에도 큰 영향을 줄 수 있다.

이상지질혈증은 뇌혈관, 심혈관, 하지로 흐르는 혈관 등 대혈관 병변을 일으키는데, 고혈당은 대혈관 합병증뿐 아니라 미세혈관 합병증도 일으킨다. 안질환, 콩팥질환, 신경질환, 족부 괴사 등이다. 미세혈관이 막혀서 생기는 또 하나의 질환은 치주염이다. 당뇨 환자는 침 분비가 줄어들고, 침 속에 당분이 높아서 부패균이 증식하기 쉽다. 당 독소로 인해서 잇몸 모세혈관이 막히니 혈류 순환도 잘 안되어 치주염 발생 위험이 증가한다. 게다가 당뇨 환자가 충치가 있으면 당 조절에 악영향을 끼치게 된다. 충치에서 유래한 독한 균이 염증성 사이토카인을 내뿜기 때문이다.

당뇨병과 흡연의 가장 큰 문제는 혈액순환 장애라고 할 수 있다. 잇몸, 치아로 향하는 혈관이 막히면 잇몸질환이 생기게 된다. 당뇨 환자는 치주에 염증반응이 증가하는데, 백혈구 단핵구, 대식세포의 기능이 정상인보다 많이 떨어진다. 그리고 면역체계의 결핍으로 치주염에 걸릴 확률이 높다. 당뇨 환자는 최종당화산물(AGEs)의 수용체가 지나치게 발현되어서 염증성 사이토카인이 증가하고 치조골이 감소 되는 경우가 많다.

치주염은 그람 양성 호기균(好氣菌)에서 그람 음성 혐기균(嫌氣菌)으로 박테리아 플라크가 바뀌고, 세균의 바이오 필름이 변화되면서 염증반응이 촉발되는 것으로 알려져 있다. 산소를 좋아하는 호기균보다 산소를 싫어하는 혐기균이 더욱 독하다고 알려져 있고, 바이오 필름이란 세균들이 항생제의 공격으로부터 필름을 형성하여 방어막을 치는 것을 말한다. 그러니 만성 치주염을 치료하기 어려운 것이다. 당뇨병은 치주염의 유병률을 증가시키고, 혈당 조절이 잘 안될수록 치주염이 중증으로 이행될 확률이 높다.

여러 가지 염증 질환 중에서 잇몸질환은 염증의 뿌리라고 할 수 있다. 잇몸 염증을 일으키는 뮤탄스균이나 깅기발리스균[32]은 감염되면 온몸을 돌아다닌다. 치은염(齒齦炎)과 치주염(齒周炎)의 차이는 치은염은 잇몸에 염증이 생기는 것이고, 치주염은 치조골에 염증이 생기는 것이다. 치은염의 증상은 양치할 때 출혈이 생기고 잇몸이 붓는 것인데, 스케일링하거나 플라크를 제거하는 게 좋다. 잇몸을 건강히 하기 위해서는 자기 전에 양치질을 반드시 하고 치실이나 치간 칫솔을 사용하는 게 좋다. 치은염이 만성화되면 치주염으로 발전할 수 있는데, 통증은 없는데 치아가 흔들리거나 잇몸이 붓고, 씹을 때 통증이 생겨서 발치 해야 할 경우도 있다.

구내염도 만성 염증에 의해서 생기는 것이다. 구내염은 입속에 사는 부패균 때문에 더 악화한다. 구강에 부패균은 자기 전에 이를 안 닦거나 침이 잘 안 나와도 증식한다. 아침 일어나서 입냄새

---

[32] 포르피로모나스 깅기발리스균(Porphyromonas gingivalis): 잇몸질환과 구취를 유발하는 감염성 치주 세균으로 알려져 있다.

가 나는 이유는 자면서 침이 안 나오기 때문이다. 침 속에는 항균 물질인 라이소자임이 있다. 구내염, 잇몸질환은 대식세포에서 생기는 염증성 사이토카인 때문에 생기는 것이다. 장 내 균총이 깨져서 구강 내 유해균이 증식해서 생기는 염증과, 스트레스로 인한 면역력 저하도 큰 이유 중 하나이다.

스트레스는 잇몸병, 치주염, 구내염을 유발하고, 악화시킨다. 컨디션이 안 좋으면 곧바로 염증으로 이어지는 예민한 조직이 잇몸이다. 스트레스를 받으면 간과 심장의 열 또는 위장의 열이 위쪽으로 치솟아 잇몸을 들뜨게 하고, 구내염을 유발하기도 한다. 잇몸이 부으면 잘 씹을 수도 없고, 온몸이 아프다고 느끼므로 속히 진정시킬 필요가 있다. 잇몸이 부었을 때 간단한 소염진통제와 더불어 청위산(淸胃散) 또는 사위탕(瀉胃湯) 같은 한방제제를 같이 드리면 가라앉는 사람이 많다. 청위(淸胃)란 위의 열을 꺼준다는 말이고, 사위(瀉胃)란 위의 열을 없애준다는 말이다. 이런 제제를 잇몸이 아파서 고생하는 분들에게 드리면 꾸준한 재구매로 이어지기도 하는데, 스트레스가 잇몸질환의 큰 원인 중 하나라는 반증이기도 하다.

스트레스를 받아서 잇몸으로 순환이 잘 안되면 잇몸이 붓고,

그로 인한 저산소증은 잇몸을 녹인다. 결과적으로 구강 세균이 만들어내는 독소를 중화시키지 못해서 욱신거리고 피고름이 나기도 한다. 더 깊이 원인을 분석해 보면 염증성 사이토카인들이 잇몸을 공격해서 염증이 생겼다고 생각할 수 있다. 이런 분들에게 미세 혈류 순환을 도와주는 성분으로 전칠삼 추출물과 항균 작용이 있는 프로폴리스가 도움을 줄 수 있는데, 프로폴리스는 혈당 조절과 혈관 건강까지 도움을 주는 것으로 알려져 있다.

아무리 잇몸에 도움이 되는 성분을 먹어도 미세 혈류가 순환되지 않는다면 좋은 성분들이 필요한 곳에 도달되지 않을 것이고, 결과적으로 큰 효능이 나타나지 않을 수 있다. 그래서 나는 여러 가지 좋다고 하는 잇몸 약을 먹어도 해결되지 않는 분들에게 전칠삼 추출물이 포함된 제품이나 전칠삼 추출물을 곁들여서 드시게 하면 좋아지는 분들이 많았다.

약국에 풍치 때문에 소염진통제를 찾는 분들이 많은데, 잇몸이 부었을 때만 이런 약을 먹다 보면 점점 잇몸 상태가 나빠져서 잇몸이 내려앉는 경우가 많다. 그러면 틀니도 안 맞고, 임플란트도 빠질 수 있다. 평소에 좋은 양치 습관과 함께 잇몸 건강을 도와주는 제품을 챙겨 먹을 필요가 있다. 약국에 오는 환자들을 살펴보면 50세 이상은 관절 건강과 잇몸 건강이 가장 중요한 것 같다. 두 곳은 문제가 생기면 기초적인 활동에 제약을 주기 때문이다. 건강이 아예 나빠지기 전에 미리미리 좋은 제품으로 관리하는 사람이 지혜로울 것이다.

09
만성염증이
류머티스를 유발하는 이유

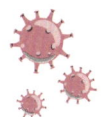

 만성 염증의 원인으로 제거되지 않는 균, 지속적인 독성물질에 노출, 그리고 자가면역질환을 거론하고 있다. 류머티스 관절염은 입속에 치주염, 충치균이 있을 때 발병이 증가하는데, 이것은 세균에 의한 만성 염증이라고 할 수 있고, 또 흡연, 음주할 때 발병이 증가하는데, 담배 속에 포함된 독성물질과 알코올 같은 이물질이 만성 염증의 원인이 되는 경우라고 할 수 있다.

 류머티스 관절염의 전조증상은 조조강직[33]이다. 새벽에 코티졸 농도가 가장 낮지만, 그때는 자는 시간이고, 아침에 일어난 직

---

[33] 조조강직: 류머티스 관절염 등 염증성 질환에서 나타나는 아침 관절 뻣뻣함

후에 코티졸 농도가 낮은 상태이므로 조조강직이 생기는 것이다. 스트레스를 많이 받으면 조조강직이 심해진다고 한다. 그런데 류머티스 환자의 사망원인 일 순위는 관절염이 아니고 심장마비이다. 왜냐하면 만성 염증이 혈액을 끈적하게 만들어 버리므로 심장마비로 사망하는 것이다. 이 경우는 저산소증이 염증의 원인이라고 볼 수 있다.

만성 자가 면역질환인 류머티스는 염증성 사이토카인이 관절 활막 세포를 증식시켜서 점점 염증 상태가 가중된다. 류머티스 환자에게 후천면역이 극도로 활성화되는 이유는 대식세포 M1의 탐식 능력이 낮아서 염증반응이 종결되지 못하고 염증성 사이토카인이 계속 분비되기 때문이다.

위염, 치매, 아토피, 근감소증, 당뇨 등의 질병도 알고 보면 만성 염증에서 유발된다. 염증성 사이토카인은 세포의 기능을 떨어뜨리고 위축시키는데, 이와 반대로 류머티스 관절염은 관절 부위가 비정상적으로 증식되는 병이다. 류머티스 환자가 염증 관리를 못 하면 관절통과 더불어 관절 변형이 초래된다.

류머티스 환자는 자연스레 빈혈도 따라오게 되는데, 만성 염증성 빈혈이다. 만성 염증은 철분의 흡수를 막는다고 앞에서 언급했다. 혈류 순환장애를 다른 말로 저산소증이라고 표현할 수 있다. 류머티스 환자의 혈류 순환을 위해서는 헴철과 더불어 전칠삼 추출물 제제가 좋은데, 요즘에는 전칠삼 추출물에 단삼 추출물이 같이 포함된 제제도 나오고 있다. 신농본초경을 살펴보면 심장질환을 위해서 사용되는 두 가지 좋은 천연물이 전칠삼과 단삼이라고 나온다. 혈류 순환을 촉진해서 심장마비를 예방하려면 전칠삼과 단삼의 비율을 1:5 정도로 배합하면 좋다고 한다.

미세염증이 끊임없이 일어나고, 이 미세염증에 대응하려고 대식세포 M1에서 끊임없이 저용량의 염증성 사이토카인을 분비하게 될 것이다. 그러다가 미세염증이 세포의 유전자를 야금야금 변화시켜서 암세포로 만들고, 만들어진 암세포를 M1 세포가 사멸시키지 못한다면 암세포가 증식될 수 있다. 염증성 사이토카인은 미세염증에도 대응하지만, 유전자를 변화시켜 정상 세포를 암세포로 만드는 힘도 가지고 있다.

결국, 암은 대식세포 M1의 힘이 약해서 염증반응이 종결되지 못하고, 동시에 M2가 조직을 복구시키기 위해서 작용하려고 맞설 때 생긴다고 할 수 있다. 대식세포 M2는 조직을 복원, 재생하는 사이토카인인데, 부정적으로 암세포를 증식시킬 수 있다. 조직을 복원할 때 신생하는 혈관이 필요한데, 신생혈관은 암세포 성장에도 필수적이다. 이러한 기전으로 만성 염증이 오래되면 암세포로 발전할 수 있는 것이다. 아무튼, 무슨 염증이든 빨리 종결되지 못하고 오래 끌면 안 좋은 것이다.

류머티스 관절염은 자가 면역질환이므로 이것에 대응하기 위해서 면역력을 높이는 것이 중요하고, 또 암세포로 발전하는 것을 막기 위해서라도 면역력 향상이 꼭 필요하다. 면역력을 올리기 위하여 장내 부패균에서 유래하는 염증을 억제할 식물성 유산균 생성물질을 챙겨 먹으면 좋고, 대식세포 M1의 힘을 강하게 만들어 주는 아라비녹실란 제제를 챙겨 먹으면 좋을 것이다.

나이 들면 자연스레 관절이 약해지는데, 관절에는 관절연골과 활막이 있다. 나이가 들면 이 두 곳 모두에서 염증이 일어나기 마련이어서 골 관절염과 약간의 류머티스가 동시에 오기도 한다. 관절 연골세포는 콘드로사이트(Chodrocyte)로 이루어져 있는데, 콜라겐과 프로테오글리칸, 엘라스틴 등으로 구성되어서 관절에 윤활작용을 하는 것이다. 콜라겐은 세포외 기질을 구성하는 철근같은 중요한 역할을 하는데, 피부 미용뿐만 아니고, 관절 건강을 위해서도 챙겨 먹으면 좋다. 프로테오글리칸의 주요성분이 콘드로이틴과 히알루론산이라고 할 수 있다.

 1형 콜라겐은 주로 피부를 구성하고, 2형 콜라겐은 관절연골을 구성하고, 혈관은 3형 콜라겐의 함량이 높다고 한다. 1형 콜라겐에 글리신을 고함량 첨가하면 관절연골이나 혈관 구성에도 도움이 된다. 만약 관절에 염증이 생기면 ECM(세포외 기질)이 잘 안 만들어지고 연골이 급감하게 될 것이다. 관절연골을 구성하는 영양소를 챙겨 먹어도 호전이 잘 안되는 사람은 전칠삼 제제나 나노 커큐민 제제를 같이 먹어준다면 미세 혈류를 촉진해서 함께 먹은 관절 영양소들이 잘 흡수되게 도와주고, 또 염증성 사이토카인을 억제하므로 도움이 될 것이다.

10
류머티스 환자가 심혈관질환으로 사망하게 되는 이유

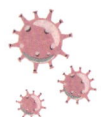

저산소증 상태에서는 염증성 매개물인 사이토카인과 염증성 프로스타글란딘이 증가한다. 세균 등 미생물이 침입해도 염증 매개물이 증가하고, 조직이 손상되어도, 저산소증 상태에서도 염증 매개물이 증가한다. 염증이 없이는 통증이 생기지 않는다. 원인 없는 통증이 있는 것은 그 염증의 원인을 알지 못할 뿐이다. 심근경색 발작 상황이 되면 극심한 흉통을 느낀다고 한다. 관상동맥이 막혀서 심장으로 혈액 공급이 차단되어서 그런 것이다.

심근경색 발작에 의한 흉통의 원인은 급성 저산소증이라고 볼 수 있다. 만성 두통의 원인도 뇌 쪽으로 산소가 원활하게 공급되지 않아서 생기는 경우가 많고, 만성 생리통도 자궁 쪽으로 혈액 공급이 부족해져서 많이 생긴다. 그래서 젊은 여성들이 머리가 맑지 않고, 생리통도 있다면 흡수력 좋은 헴철만 먹어주어도 훨씬 나아진다.

그런데 류머티스 환자는 체내에 철분이 있더라도 철분을 이용할 수 없으므로 만성 염증에 의한 빈혈증에 시달리게 된다. 만성 염증에 의한 빈혈은 철분을 먹어주어도 헵시딘이라는 물질이 분비되어서 철분 흡수를 방해하기 때문이다.

빈혈 상태가 유지되면 조직 세포는 저산소증 상태에 빠질 수 있다. 혈액의 첫 번째 사명은 온몸 구석구석에 산소를 공급해 주는 것인데, 이것이 잘 안되니 온몸은 그야말로 패닉 상태에 빠지게 된다. 세포를 손상시키는 가장 강력한 인자가 저산소증이다. 저산소증 상태가 지속되면 세포 내에서는 ATP가 고갈되고, 미토콘드리아가 손상되고, 산화적스트레스를 받게 되고, 세포 내 칼슘 농도가 증가하고, 막 투과성이 증가하는 등 온갖 메커니즘을 통해서 세포가 손상된다. 항산화 네트워크가 가동되지 않은 채 활성산소가 만들어지는 죽음의 경로가 되는 것이다.

빈혈이 생기면 인체 기관이 빈혈증을 해소하기 위해서 총집결

한다. 콩팥에서는 에리스로포이에틴(EPO)을 생산하려고 애를 쓰게 될 것이다. EPO는 적혈구 생성을 촉진하는 가장 강력한 호르몬이므로 EPO 농도가 증가하면 적혈구 생성 속도는 최대 10배 빨라진다. 하지만 만성 염증 자체가 EPO 생성을 억제하기 때문에 류머티스에 걸린다면 이 과정도 어려운 상태가 된다.

EPO가 만들어지지 않으면 부족한 혈액을 신체에 공급하기 위해서 심장 박동수를 높이게 된다. 그러면 혈액은 부족한데, 심장 박동수는 높아지니 가슴이 두근거리게 되는데, 이런 현상이 노인들에게 자주 나타난다. 그래서 가슴이 두근거린다고 하여서 단지 청심환을 먹을 게 아니라, 빨리 혈액을 만들도록 하는 게 좋을 것이다. 나는 이런 경우 질 좋은 헴철과 천왕보심단을 함께 드리든지, 홍경천 고순도 추출물 제제를 같이 드시게 한다. 그러면 가슴이 두근거리고 깊은 잠이 안 오는 현상, 어지러운 현상이 좋아지는 분이 많다.

하지만 류머티스 환자는 헴철을 먹어도 혈액을 잘 못 만드니 그게 문제이다. 이미 만성 염증으로 혈액이 끈적해져 있기에 빈혈이 있으면 심장은 이중 삼중으로 부하를 받게 된다.

류머티스 관절염 환자들이 동반하는 질환 1위는 고혈압, 심근경색, 심부전과 같은 심혈관계 질환이 전체의 26.8% 정도로 나타나고, 당뇨병, 갑상샘 질환 같은 내분비계 질환이 14.8% 정도 나타난다. 류머티스 환자는 운동하더라도 심장에 무리가 가지 않게 심박수를 급격히 높이지 않도록 운동을 할 필요가 있으니, 천천히 운동장을 도는 정도나 가능할 것이다. 그렇다고 전혀 안 움직인다면 관절과 근육이 더욱 퇴화할 것이다.

당뇨, 혈압도 철저히 관리하는 게 필요하다. 당뇨 관리가 안 되면 당 독소가 혈액을 더욱 끈적이게 할 것이고, 고혈압은 심장에 부담을 가중시킬 것이다. 류머티스 환자가 빈혈증을 관리하는 것은 심장의 부담을 줄이는 것과 같은 뜻이라고 할 수 있다.

11
염증이 있을 때 챙겨 먹으면 좋은 혈 보충제의 요건

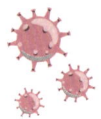

어떤 조직에 혈액이 가지 않으면 산소와 영양분을 공급받지 못하기 때문에 그 조직은 염증이 생기고, 심각하게는 썩어버리게 된다. 뇌 조직에 혈액이 가지 못하면 뇌졸중에 걸리고, 심장 조직에 혈액이 가지 못하면 심근경색이 생길 것이다. 또 당뇨 환자의 발에 혈류가 공급되지 못하면 당뇨발, 버거씨병에 걸릴 수 있다. 어떤 조직에 혈류 공급이 줄어들면 최종적으로 암세포로 발전할 것이다.

이처럼 어떤 조직에 동맥혈을 통해서 신선한 산소가 공급되지 않는다면 그 조직은 기능이 떨어지고, 그 후에는 썩기도 하고, 암세포화된다는 것을 알 수 있다. 어떤 손상된 조직을 재생하려고 한다면 제일 먼저 산소 공급이 잘되도록 도와주어야 한다. 크게 상처를 입어서 조직을 재생시킬 필요가 있거나, 수술 후에 빠른 회복을 위해서도 손상된 부분이나 수술 부위로 혈류를 촉진하면 회복이 빨라지기 마련이다. 문제는 크게 신체가 손상되었거나, 수술 후에 상처가 난 부위로 혈류 순환을 촉진하려고 해도 그런 몸 상태가 혈류 순환을 방해한다.

* 좋은 철분제의 요건

1) 헴철, 엽산, 비타민 B12, GLA

산소를 공급하려면 헴철이 충분한지, 헤모글로빈의 원료 아미노산인 글리신이 충분한지, 적혈구 증식인자인 비타민B12와 엽산이 충분한지 따져보는 게 좋다. 5-메틸 시토신이라는 핵산을 합성하고, 세포막 구성요소를 합성하기 위해서도 엽산, B12가 필요하다.

일반적인 상황이라면 헴철, 엽산, B12를 투여하면 적혈구 숫자가 증가한다. 충분한 혈액으로 필요한 부위에 산소를 공급해 준다면 조직 손상을 줄이고, 조직 재생을 촉진할 것이다. 하지만 이미 어떤 원인으로 조직이 손상된 상태이고, 그 손상 자체가 혈류 순환을 방해하는 상황이라면 헴철, 엽산, B12 외에 고순도 감마 리놀렌산 성분을 추가로 보충해 주면 손상된 적혈구 세포막을 회복하고 혈류 순환을 도와주므로 좋을 것이다.

2) 글리신

헴을 둘러싸고 있는 글로빈 단백질의 조성 중 글리신 등 여러 가지 아미노산으로 구성 되어있다. 헴철을 제조할 때 글리신(glycine)이라는 아미노산을 많이 보충하면 글로빈(globin) 단백질의 생합성을 촉진해서 혈색소 수치가 빨리 상승한다.

최고의 항산화제인 글루타치온은 글루타메이트+ 시스테인+글리신으로 구성되어있다. 헴철과 글리신이 같이 들어있으면 글루타치온을 잘 구성해서 간 해독에 도움이 될뿐더러 헤모글로빈 생합성을 촉진할 뿐만 아니라 근육의 유산소 대사도 높이는 장점이 있다.

근육은 분지 아미노산(BCAA)으로도 이루어져 있고, 콜라겐으로도 이루어져 있는데, 콜라겐을 이루는 주요 3가지 아미노산 세 가지는 글리신, 프롤린, 하이드록시 프롤린이다. 헴철과 글리신을 같이 투여하면 근육에 힘도 더 날 것이고, 근육의 피로 개선에도 도움이 되고, 콜라겐 합성도 촉진하여서 세포와 조직에 탄력성이 증가한다.

헴철은 헤모글로빈 생합성을 촉진할 뿐만 아니라 신경전달물질 생합성을 촉진해서 신경을 안정화시킨다. 글리신은 가바처럼 억제성 신경전달 물질이다. 그리고 글리신은 포합과정을 통해 담즙분비를 원활히 해서 콜레스테롤을 감소시켜서 심장 건강에 도움이 되고, 근육의 유산소 대사를 촉진해서 당뇨병에도 도움을 준다.

* 글리신의 8가지 효능 정리

1. 강력한 항산화제 생산: 글루타치온 생산의 원료
2. 크레아틴의 원료:근육에 에너지 공급
3. 콜라겐 구성 원료
4. 수면의 질을 향상함: 억제성 신경 전달 물질
5. 알코올성 간 손상 예방
6. 심장 건강에 도움
7. 제2 당뇨병에 도움 줌
8. 근육 손실 예방

이같이 헴철에 글리신이 고함량 첨가되면 좋은 점이 아주 많은 것을 알 수 있다.

3) 리포좀 3가철

암 환자는 대부분 빈혈증을 동반하고 있다. 암 환자에게서 빈혈이 생기는 이유는 다양하지만, 철 결핍성 빈혈, 거대적아구성 빈혈, 골수 억제제로 인한 빈혈, 만성 질환과 관계되는 빈혈 등이 있다. 적혈구가 생성되려면 적혈구를 생성하는 공장인 골수가 건강해야 하고, 적혈구를 생 합성하는 데 필요한 원료가 있어야 하고(철분, 엽산, 비타민12, GLA 등), 골수에서 적혈구 생성을 촉진하는 에리스로포이에틴(EPO)이 있어야 하는데, 암 환자는 세 가지의 요건 모두 부족하므로 빈혈이 생길 수밖에 없다.

항암 치료 자체가 골수를 파괴하고, 철분 등의 영양분을 흡수하는 위장관 점막을 파괴하고, EPO를 생 합성하는 신장의 세포를 파괴하기 때문에 빈혈증이 생길 수밖에 없는 것이다. 암 환자의 빈혈증에 수혈을 많이 하는데, 수혈의 부작용으로 울렁거림, 구토, 열, 두드러기, 발진, 숨쉬기 힘듦 등의 증상이 나타날 수 있다. 암 환자의 수혈 부작용 때문에 고용량 철분 주사제가 빈혈 치료에 유효하다는 결과를 도출하여서 철분 주사제를 암 환자 빈혈에 처방하고 있다.

그동안 암 환자 빈혈증에 수혈이나 EPO 투여가 처방됐는데,

페린젝트는 하루 최대 1,000mg의 철분을 최소 15분 안에 신속하게 보충해 주는 고용량 철분제 주사이다. 그런데 사실 2가 합성 철분제제는 암 환자의 철 결핍성 빈혈에 투여하면 좋지 않은 형태라고 할 수 있다. 2가 합성 철분제제는 3가 철, 헴철보다 불안정해서 활성산소를 유발하므로 세포에 타격을 줄 수 있는 형태이다.

국립 암 센터의 자료를 살펴보면 철 결핍성 빈혈이 있다면 6개월 정도 철분제를 투여할 수 있고, 경구 철분제가 잘 흡수되지 않을 때 주사 철분제를 투여할 수 있다고 한다. 암 환자는 철 결핍성 빈혈뿐만 아니라 거대적아구성 빈혈도 나타날 수 있는데, 이런 빈혈증이 있는 암 환자에게는 비타민 B12와 엽산을 같이 투여하는 게 좋다.

암 환자는 항암제의 골수 억제 부작용으로 인해서 골수가 제 기능을 거의 하지 못하는 급성기에는 수혈이 필요하다. 그런데 암 환자가 철분 부족, 비타민 B12 부족, 골수 파괴로 인한 이유도 있지만, 만성 염증에 의한 빈혈을 일으킨다는 점을 생각해볼 필요가 있다. 암 환자의 빈혈증 개선을 위해 순도 높은 헴철은 단백질 불순물을 최대한 제거하여서 알레르기를 유발하지 않고, 혈액을 보충해주므로 빈혈증 개선에 좋다.

더불어 다수 학술 논문에[34] 3가의 리포솜 철도 암 환자의 철분 보충을 위해 도움이 된다고 말하고 있다. 3가의 리포솜 철이 암 환자에게 도움이 되는 기전은 일반 3가 철은 DMT 통로를 통해 흡수되는데, 항암제 투여로 이 통로가 손상되었을 경우 경구 철분제가 흡수될 수 없으므로 정맥 주사 철분제를 투여할 수밖에 없는데, 리포솜 3가 철은 위장관의 M 세포를 통해 흡수되기 때문에 흡수가 되지 않을 확률이 현저히 줄어든다는 것이다. 즉 위장의 융모 세포가 손상되어도 리포좀 3가 철은 흡수가 가능한 것이다.

리포솜 3가 철은 항암 치료 부작용으로 유발된 빈혈, 염증성 장 질환에 의한 빈혈, 만성 콩팥질환에 의한 빈혈, 셀리악병에 의한 빈혈에도 투여하기에 적합하다.

12mg의 고순도 헴철과 12mg의 리포솜 3가 철을 플러스한

---

34 참고 문헌: 10.5005/jp-journals-10065-0019. Oral Liposomal Iron: A Treatment Proposal for Anemia

후 혈관의 염증을 줄이는 전칠삼 추출물, 노근, 글리신을 가미한 제품은 내가 약국에서 만성 염증성 혈 부족 환자들에게 자주 드리는 제품의 구성이다. 만성 염증(만성 질환)에 의한 빈혈증에 적용할 수 있도록 개발된 제제로 만성 염증이 있거나 항암 중에 있는 분, 암 치료 후 회복기로 관리하시는 분들이 챙겨 드시면 무척 도움이 될 것이다. 단 헴철만 함유된 제품은 비린 맛이 전혀 나지 않지만, 리포좀 철을 가미한 제품은 약간의 비린 맛이 난다. 그래도 흡수율이 높아서 많은 분에게 도움이 되고 있다.

12
독소를 잘 배출해야
염증이 안 생긴다

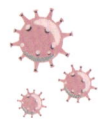

 체외독소뿐 아니라 대사 노폐물도 만성 염증을 일으키고, 성인병을 일으킨다. 대사 노폐물이란 우리 몸이 대사되는 과정에서 불가피하게 생기는 노폐물을 말한다. 마치 자동차를 운전하다 보면 불완전 연소로 약간의 그을음이 생기는 것과 같다. 당 독소, 작은 크기의 LDL, 호모시스테인, 요산, 독성 여성 호르몬, 담석 등 대사 노폐물을 없애는 영양소도 넓게 보면 염증을 억제하는 데 도움이 된다고 할 수 있다. 염증을 일으키는 여러 요인 중 이물질을 해독하지 못한다면 신체에 엄청난 문제가 유발될 수 있다. 이물질을 제대로 해독하려면 간의 해독 능력이 매우 중요하다. 간은 외인성 독소와 내인성 독소를 해독하는 장기이다. 간헐적 단식이 건강에 좋다고 하는 이유는 아마도 이런 대사노폐물 찌꺼기를 제거할 시간을 가지기 때문일 것이다.

간의 해독 과정은 6단계 정도로 세밀하게 나눌 수 있는데, 1상 해독은 물에 잘 녹지 않는 지용성 독성물질을 물에 잘 녹도록 수용화 시키는 과정을 통해 해독하는 것이다. 이 과정에 산화환원반응을 할 때 비타민 B2, B3 등이 필요하다. 2상 해독 과정에는 황(S)을 함유하는 아미노산인 메티오닌과 시스테인이 필요한데, 황(S)이 붙으면 수용성이 증가하여 독성물질을 소변으로 배출하기 수월하다. 3상 해독 과정에 필요한 영양소는 담즙을 통해서 지방을 잘 배출시킬 수 있는 메티오닌, 베타인, 콜린, 엽산, B12 등이다. 이런 영양소들은 지방간 예방에도 도움이 된다.

간세포가 독성물질에 의해서 깨지지 않기 위해서는 간세포 내에 항산화 물질이 있어야 하는데, 항산화 물질 삼종은 실리마린, 글루타치온, 셀레늄이다. 글루타치온은 먹어주더라도 체내에서 다시 분해되어서 재흡수되므로 원료 물질인 시스테인을 공급 해 주는 게 낫고, 실리마린은 1상 대사 과정에서 발생하는 활성산소를 중화하여서 간세포를 보호해 준다. 셀레늄은 글루타치온의 환원 과정에 필수 인자이다.

아라비녹실란은 대식세포의 탐식 능력을 활성화하는 면역다당체이므로 간 섬유화 예방에 도움을 줄 수 있다. 또 간은 혈액 덩어리이고, 혈관으로 가득한데, 아르기닌은 간의 혈류 순환을 도와서 해독을 촉진하는 아미노산이다. 이러한 성분들이 간, 쓸개의 해독 능력을 도와주는 영양소들이다.

외인성 독소를 피하기 어려운 이유는 음식에 있는 식품첨가물, 1회 용품, 생활용품, 화장품 등에 지용성 독소가 들어있기 때문이다. 이런 독소들은 간에서 담즙을 통해서 체외로 배설된다.

* 간이 해독해야 할 내인성 독소

1. 당 독소

간은 내인성 독소도 중화할 수 있는데, 탄수화물 대사가 잘되지 않을 때는 당 독소가 생기게 된다. 당뇨 환자는 당 독소가 많으므로 전신에 염증이 생길 수밖에 없다.

혈액 속 당과 단백질이 결합한 비율을 나타내는 당화혈색소(HbA1c)가 6% 미만이어야 정상이고, 그 이상이면 당 독소와 많이 결합한 것으로, 대식세포의 공격을 받아서 단백질이 딱딱해진다. 당 독소(AGEs)가 생기지 않게 하기 위해서는 혈당 관리를 잘 해야 하는데, 공복혈당이 높아지는 것은 간 기능과 관련이 있다.

간에서 당 신생과정이 촉진되면 공복혈당이 높아진다. 즉 간에 저장된 글리코겐이나 지방을 가지고 포도당을 합성하여 혈당을 올리는 것이다. 지방간이 있으면 인슐린 저항성이 있는 것이고, 당 신생의 원료 물질도 많다는 뜻이다. 근육량이 적고, 지방간이 있는 사람은 식후혈당, 공복혈당이 높을 가능성이 크고, 당화혈색소 수치가 높아진다.

2. 지방

지방을 혈액 중에서 이동시키는 지단백 중 혈관에 침투하여 염증을 일으키는 지단백은 작은 크기의 LDL이다. 지방간이 있으면 혈중 중성지방이 높아지고, 높은 혈중 중성지방은 작은 크기의 LDL로 변화시킨다. 면역세포인 대식세포는 이물질을 물리치기 위해서 당 독소에 반응해서 염증을 일으키고, 작은 크기의 LDL에 반응해서 염증을 유발한다.

당 독소와 지방, 두 가지 내인성 독소를 줄이기 위해서는 간에서 해독 과정을 촉진해서 지방간을 개선해야 한다. 초저밀도콜레스테롤(VLDL)에서 조직에 중성지방(TG)을 주고서 LDL이 되어서, LDL 속 콜레스테롤을 조직에 공급하는 것이다. 하지만 지방간이라서 중성지방이 너무 높다면 중성지방이 다시 VLDL로 들어가게 된다. 그러면서 작은 크기의 LDL이 만들어져서 혈관 안으로 들어가 동맥경화를 일으킬 확률이 높아진다. LDL이 130 이상이라면 스타틴을 쓸 수도 있지만, 오메가3를 복용하면 LDL 크기를 크게 만드는 데 도움을 줄 수 있다.

3. 호모시스테인

호모시스테인은 대사 과정에서 생기는 독성 아미노산이다. 보통 비타민 B6, 엽산, B12가 부족하면 호모시스테인 수치가 증가하는데, 지방간이 있어도 호모시스테인 수치가 증가한다. 호모시스테인이 높으면 뇌 질환이 생길 확률이 높아지고, 대식세포를 자극해서 전신 염증을 일으키게 된다. 호모시스테인은 NMDA 수용체를 자극해서 칼슘이 과도하게 분비되므로 뇌세포가 죽게 된다. 그러므로 알츠하이머나 파킨슨병에 걸리기 쉬울 것이다. 또 지방간이라면 기본적으로 호모시스테인의 수치가 높다고 할 수 있다.

4. 요산

핵산(퓨린) 유래 독소는 요산이다. 인슐린 저항성이 있으면 나트륨의 재흡수가 증가하는데, 나트륨 한 개가 재흡수될 때 이온 균형을 맞추기 위해서 요산도 한 개 재흡수 된다(나트륨은 양전하, 요산은 음전하를 띠고 있다). 그렇다면 인슐린 저항성이 있을 때 혈중 요산 수치가 높아지는 것은 요산이 많은 음식을 먹어서 그렇다기보다는 요산의 재흡수가 많아서 그런 것이라고 할 수 있다.

통풍 치료제는 요산의 생합성을 억제하는 기전을 가진다. 그런데 생합성되는 요산은 10%에 불과하고 재흡수되는 요산이 90%에 달한다. 그러므로 퓨린이 함유된 음식을 제한하거나 약물요법은 통풍을 치료하는 근본적인 대책이 아니라고 할 수 있다. 통풍 환자의 통증은 산통(産痛)보다 더 크다고 하는데, 특히 새벽녘에 체온이 떨어지게 되면, 발가락 쪽에 저체온증이 생기면서 요산이 석출되어서 엄청난 통증을 유발한다. 면역세포인 대식세포가 요산을 이물질로 인식해서 사이토카인을 뿜어내어 염증반응을 일으키기 때문이다.

통풍 환자의 요산 재흡수를 억제하기 위해서는 인슐린 저항성을 근본적으로 개선해야 한다.

인슐린 저항성이 있을 때 요산의 재흡수를 촉진하는 이유는 요산이 항산화제이기 때문이다. 대사증후군이 있으면 다량의 활성산소가 발생하는데, 이러한 활성산소를 중화하기 위해서 항산화제 역할을 하는 요산을 재흡수하는 것이다. 요산은 구조상 항산화제의 특징을 가지고 있다. 요산은 몸에 해로운 물질이 아니고 인체에 필요한 것인데, 너무 농도가 높으면 해로운 것이다. 그러므로 통풍이 있다면 술이나 퓨린이 함유된 음식도 제한해야 하지만, 인슐린 저항성을 유발하는 액상과당이 함유된 패스트푸드나, 밥, 빵, 떡, 밀가루 음식 등 탄수화물 음식을 제한하는 게 좋다.

5. 여성 호르몬

여성 호르몬이 없다면 유방암, 자궁암이 생기지 않을 것이다. 여성 호르몬이 오랫동안 체내에 존재하면서 세포를 자극한다면, 여성 호르몬도 내인성 독소에 포함된다고 할 수 있다. 세제, 샴푸, 패스트푸드를 담는 일회용기 속에는 수많은 환경 독소가 존재하여서 이것을 중화하기 위해서 간에서 1상, 2상 대사를 통해서 해독하듯, 여성 호르몬도 체내에서는 독성물질을 중화하는 동일한 경로로 대사된다.

에스트로겐의 1상 해독 과정 중 2번 위치에 하이드록실기(-

OH)가 첨가되면 암을 예방하고, 4번 위치에 하이드록실기가 첨가된다면 발암물질이 될 수 있다. 체내에 염증이 많을수록 나쁜 형태의 에스트로겐이 더 많이 만들어진다고 한다. 이런 비정상적인 여성 호르몬 대사를 막는 효소가 COMT(cathecolamine methyltransferase) 효소라고 할 수 있는데 메틸기(CH3)를 붙여주는 효소이다. 메틸기가 유전자에 붙으면 암유전자를 불활성화시

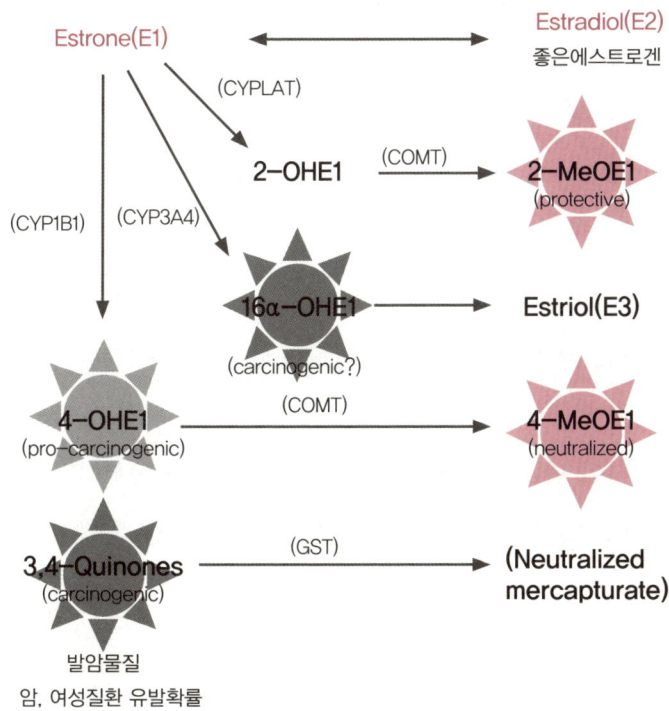

16번 알파위치나 4번 위치의 에스트로겐은 암같은 질병을 유발하기 쉽다.

발암물질
암, 여성질환 유발확률

키는 작용이 있다. 메틸기가 많이 함유된 음식으로는 무, 브로콜리, 양배추 등 십자화과 식물이 있다. 여성 질환이 염려되는 분들은 이런 음식들을 챙겨 먹으면 좋다.

그런데 간 기능이 좋아야 간의 2상 대사과정에서 메틸기를 붙이는 메틸레이션 작용이 잘 일어난다. 그러므로 간 기능을 도와주는 것도 좋은 형태의 여성 호르몬을 유지하는 방법이다. 또 장의 기능도 중요한데, 장 기능이 나쁘면 나쁜 형태의 에스트로겐이 장내에 머물게 되고 배설이 억제될 것이다. 또 혈액이 부족하면 나쁜 형태의 에스트로겐이 더욱 증가하게 되므로 충분한 혈액 공급도 중요하다.

6. 담석

담즙은 90%가 물이고, 6%가 담즙산, 2~3%가 인지질, 1% 미만이 콜레스테롤로 구성된다. 대사증후군을 앓는 비만한 남성이라면 담즙에 콜레스테롤 함량이 높아서 끈적끈적하므로, 담낭 안에서 담석이 만들어질 확률이 높다. 반면 기름기를 싫어하는 저체중의 여성은 담즙을 잘 내보내지 못하므로 담낭 안에 담즙이 정체되어서 담석이 생성될 확률이 높다.

이같이 담석이 생기는 이유는 담즙에 콜레스테롤이 너무 많거나, 담즙 배출이 너무 적기 때문이다. 2차 담즙산 중 데옥시콜린산과 리토콜린산은 지용성이라서 세포독성이 있는데, 오래 머물게 되면 대장암을 유발할 수 있다. 우루소데옥시콜린산(우루사)이 이담 기능이 좋다고 하지만, 이 성분도 포합[35]되지 않는다면 담석을 녹일 수 없다. 글리신이나 타우린에 의해서 포합되어야 담즙을 녹일 수 있다. 즉 우루사 단독복용만으로 담석증을 예방하기 힘들다는 말이다. 간장 기능 제품 중 UDCA[36]의 포합 과정을 촉진해서 담석을 녹일 수 있도록 글리신이나 타우린이 첨가되면 좋을 것이다.

담즙산을 포합하기 위해서는 1차 담즙산에 글리신을 붙이거나 타우린을 붙이는데 글리신은 크기가 작아서 담즙을 녹이기에 부족한 편이다. 하지만 타우린을 넣어주면 물과 기름에 다 녹는 성질인 양 친매성이 높아진다. 담즙이 잘 안 나오면, 간세포 안에 담즙이 정체되어서 우울증, 불안증 등이 생기게 된다.

---

35 포합: 물에 용해되기 어려운 노폐물이나 약물들을 수용성으로 하여 배설되기 좋게 하려고 각종 화합물이나 기를 결합시키는 생체 내 반응, 결합하는 화합물에 따라서 황산포합, 글루쿠론산포합, 글리신 포합 등이 있다.
36 UDCA: 우루소데옥시콜린산

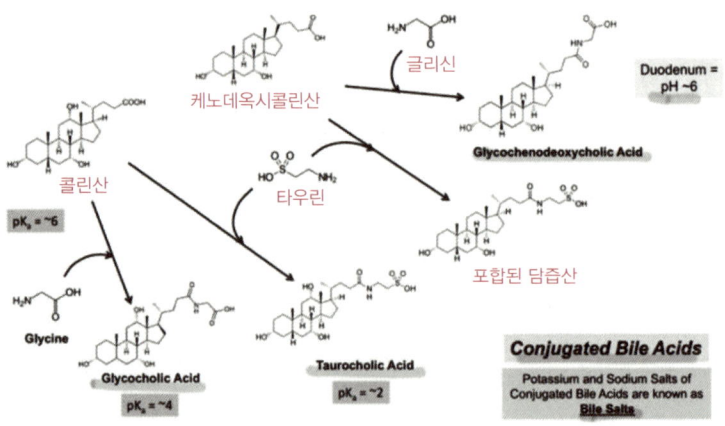

비타민 B2, B3는 산화환원반응에 관여하고, 실리마린은 활성산소를 줄여준다. 독소(알코올, 지방 등)가 많으면 간 세포막을 깨트려서 간 수치인 AST, ALT가 높아진다. 담즙은 담도로도 나가지만, 혈액으로도 나간다. 담도로 나가는 것은 외분비로 소화를 시키는 것이고, 혈액으로 나가는 것은 내분비로 호르몬 역할을 한다, 혈관 속에 담즙이 많아서 지방 독소를 잘 녹여주어야 혈액이 찰랑거리면서 잘 흐르게 될 것이다.

담즙은 장간 순환(腸肝循環)한다. 2차 담즙산은 대장에서 만들어지는데, 지용성 독성물질인 2차 담즙산은 재유입을 차단하는 게 좋을 것이다. 독소는 간을 통해 배설되어야 하고, 장에서 재흡수를 막아야 한다. 그러므로 2차 담즙산의 재흡수 차단을 위해서 좋은 유산균 제품, 또 이담 제품이 도움이 될 것이다.

7. 멜라토닌

요산처럼 멜라토닌도 항산화제 역할을 한다. 잠만 푹 자도 온몸과 정신이 개운하고, 잠을 푹 자지 못하면 그 자체가 염증이 생기는 요인이 된다. 체내 독소가 가득하면 염증을 일으키고, 그 염증에 의해 인체 전신 세포에 기능 장애가 생긴다. 가장 직격탄을 받는 장기는 뇌라고 할 수 있는데, 뇌신경 전달물질이 잘 안 만들어져서 유발되는 우울증의 종류는 10가지 정도 된다. 우울증의 원인으로 크게 2가지 가설이 있는데, 모노아민 가설과 염증 가설이다. 모노아민 가설은 모노아민이 줄어들어서 우울증이 생긴다는 것이다. 즉 신경전달 물질인 세로토닌이 스트레스에 의해서 재흡수되므로 부족해져서 생기는 우울증을 말한다.

그리고 가장 흔한 우울증 중 멜랑콜리형 우울증이 있다. 멜랑콜리는 검은 담즙이라는 뜻이다. 우울증이 단순히 그 사람의 심리상태에서만 유발되는 것이 아니고 신체적으로 문제가 생길 때 유발되는 것인데, 담즙의 분비가 원활하지 못하면 담즙이 정체되면서 우울증이 올 수 있다는 것이다. 담즙분비가 원활하지 못하면 기름기 소화도 잘 안되고, 독소 배출도 잘 안되면서 우울한 기분도 든다는 것이다.

만성 염증으로 생긴 우울증은 트립토판에서 키뉴레닌이 만들어져서 NMDA 수용체를 활성화하여서 각성, 불면, 우울증이 되는데, 염증을 제거하지 않고, 세로토닌 재흡수만 차단하는 것은 근본적인 대책이 아닐 것이다. 멜랑콜리 우울증에 세로토닌이 없어지는 것을 차단하는 약(SSRI[37])과 함께 담즙을 통해서 독성물질 분비를 촉진하고, 동시에 장 기능을 좋게 하여서 독성물질의 재흡수를 억제하는 게 좋을 것이다.

그런데 담즙분비가 잘 안되는 사람은 기름기 소화도 잘 안될 뿐더러 혈색도 같이 부족한 사람이 많다. 담즙을 배출하는 펌프(BESP: bile salt export pump)에서 담즙을 잘 퍼내려면 철분이 필요한데, 혈액이 부족한 사람은 담즙을 잘 못 퍼내게 되니 담즙 부족과 혈 부족증이 같이 오게 된다. 충분한 혈액 공급을 위해서 헴철을 먹어준다면 담즙도 잘 나오게 될 것이고, 혈색도 좋아져서

---

[37] SSRI: 세로토닌 재흡수억제제, 대표 상품명 프로작

소화도 잘되고 혈색이 화사하게 바뀔 것이다.

이같이 담즙을 통해서 독성물질 배출이 잘 안되면 간에서 피로감을 많이 느낄 뿐만 아니고, 우울증, 혈 부족증이 생기고, 여성호르몬 배출이 어려워서 여성 질환이 생길 확률도 올라간다. 또 담도염이나 담석증도 잘 생길 것이다. 그러므로 흡수력 좋은 이 담제와 함께 헴철을 챙겨 먹으면 여러모로 득이 될 것이다. 쓸개즙 분비를 촉진하는 아티쵸크는 소화불량, 변비, 이뇨작용이 있다고 한다.

염증을 억제해야 질병으로부터 자유로워진다. 염증을 유발하는 원인은 다양하나 각자 자신의 체질에 맞게 적절한 영양소 요법으로 더욱 건강해지시길 바란다.

염증 정복

초판 1쇄 발행 2025년 7월 30일

지은이 송정숙
펴낸이 김승헌
외주 디자인 김민정

펴낸곳 도서출판 작은우주
주소 서울특별시 마포구 양화로 73, 6층 MS-8호
전화 031-318-5286 / **팩스** 0303-3445-0808 / **이메일** book-agit@naver.com
등록 2014년 7월 15일(제2019-000049호)

ISBN 979-11-991654-5-8 (03510)

북아지트는 작은우주의 성인단행본 브랜드입니다.